UMA NOVA VIDA

© Copyright 2022 Prof. Lourival

Produção e Coordenação Editorial: Ofício das Palavras
Capa e Diagramação: Mariana Fazzeri

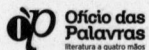

www.oficiodaspalavras.com.br

Dados Internacionais de Catalogação na Publicação (CIP)
(eDOC BRASIL, Belo Horizonte / MG)

Junior, Lourival.
J95n
Uma nova vida: como conquistar a vida que merece / Lourival Junior.
São José dos Campos, SP: Ofício das Palavras, 2022.

352 p.: 16 x 23 cm
ISBN 978-65-86892-65-9
1. Autoconhecimento. 2. Desenvolvimento pessoal.
3. Técnicas de autoajuda. I. Título.
CDD 158.1

COMO CONQUISTAR A VIDA QUE MERECE

LOURIVAL JUNIOR

Eu sou grato ao Criador pela oportunidade única de viver a minha vida e por todas as bênçãos que eu recebi ao longo da minha jornada.

Sou grato aos meus antepassados e aos meus pais que me deram a vida e dedicaram as suas próprias vidas para que eu pudesse me desenvolver.

Sou grato a todos ao meu redor e aos que eu nem conheci, que de uma forma ou de outra me ajudaram para que eu chegasse até aqui. Sou grato também aos que atrapalharam, pois com isso, também me ajudaram.

Sou grato à minha esposa Rebeca, que adicionou razão á minha vida e me fez uma pessoa melhor desde o primeiro momento em que me viu. O ser humano que sou hoje, com certeza tem muito mérito dela. Ela me construiu.

Eu também sou grato por todas as pessoas que irão ler esse livro. Sou grato pela diferença, que isso poderá representar na vida delas.

Sou grato á VOCÊ que neste momento está lendo essas palavras. Você fez todo meu caminho até aqui fazer sentido.

PREFÁCIO

"Se eu vi mais longe, foi por estar sobre ombros de gigantes." (Isaac Newton)

Gigante é o autor desta obra. Estar aos ombros de Lourival tem-me permitido ver mais longe, chegar tantas vezes ao objetivo sonhado (como, até, superá-lo).

A obra que agora chega ao público é um meio para conhecer um profissional que é líder: alguém que trouxe para a minha equipa porque percebi o quanto tinha de conhecimento e de empatia para acrescentar valor à minha carreira desportiva (vindo, em consequência de um trabalho que se faz eclético e transversal, a influenciar positivamente as outras áreas da minha vida, com especial destaque para a profissional).

É um privilégio termos nas nossas mãos, tanto conhecimento compilado e tanta experiência. Podemos agora, através destas páginas, aceder a um método e a técnicas que Lourival patenteou, de uma forma ímpar, de guiar pessoas que buscam sucesso, bem-estar, conforto, plenitude...

Uma nova vida - Como conquistar a vida que merece demonstra a contagiante convicção do autor de que todos podemos viver a vida que merecemos e que essa é uma nova vida; apresenta uma metodologia autoral, única, que conduz com passos firmes a descoberta de uma vida livre.

Ilda Pereira
Oficial da Força Aérea Portuguesa
Vencedora da World Marathon Series de Ciclismo

1. SEJA GRATO 11
1.1. Antes de tudo, seja grato 11
1.2. Confie no que é bom 20

2. QUEM É VOCÊ? 29
2.1 Quem você realmente é? 36
2.2 Autoconhecimento 41
2.3 Autoimagem 51
2.4 As cinco identidades 53

3. ENCONTRE SEU PROPÓSITO 61
3.1. O que é propósito? 64
3.2. Você faz o que não gosta e depois fica cansado para fazer o que precisa 70

4. O QUE VOCÊ REALMENTE QUER? 75
4.1. Pergunte-se 77
4.2. Caderno de objetivos 81
4.3. Painel de visualizações 86
4.4. No que eu sou bom? 88
4.5. Para quem acha que não tem vocação 93
4.6. Coloque em prática 97

5. COMO AS CRENÇAS FUNCIONAM? 101

6. É PRECISO SENTIR 115

7. ASSUMA A RESPONSABILIDADE 131

7.1. A culpa é de alguém, não minha 131
7.2. Não está no meu controle 134
7.3. O que eu realmente quero 137

8. A FORÇA DO HÁBITO 145

8.1. Como seus hábitos moldam a vida que você tem 145
8.2. A importância dos pequenos hábitos 152
8.3. O resultado precisa de algum tempo 158
8.4. As quatro fases do hábito 162
8.4.1. Tornar o hábito evidente 164
8.4.2. Tornar o hábito atrativo 173
8.4.3. Tornar o hábito fácil 173
8.4.4. Tornar o hábito gratificante 174

9. GATILHO 181

9.1. Empilhe os hábitos 184

10. O DESEJO 187

10.1. Bliss point 188
10.2. A tribo 189
10.3. Teste ASCH 191
10.4. Modelagem 192

11. O REPLAY 197

11.1. A neuroplasticidade 198

12. UM NOVO CORPO 217

- 12.1. Resultado 220
- 12.2. Processo 220
- 12.3. Identidade 221
- 12.4. As três camadas do comportamento 223
- 12.5. Crenças sobre o corpo 230

13. UMA NOVA CONTA BANCÁRIA 243

14. UM NOVO AMOR 263

15. UMA NOVA CARREIRA 281

- 15.1. O objetivo comum 284
- 15.2. A missão 285
- 15.3. Pessoas precisam de pessoas 287
- 15.4. Confiança e hierarquia 288
- 15.5. Relações de confiança 290
- 15.6. O que não fazer 291
- 15.7. O que fazer 294
- 15.8. As bases do trabalho 298

16. PAGUE O PREÇO! 303

- 16.1. Salto de nível 312

17. O SEU PASSADO NÃO IMPORTA 325

- 17.1. A sua última vitória não garante a próxima 334

18. RECEBA 339

1. SEJA GRATO

Começamos essa trilha de aprendizado, de *Uma Nova Vida*, com a **gratidão,** porque ela é a base de tudo, ela é o segredo. Antes de tudo, seja grato. Como eu costumo dizer: "Quem não é grato pelo 100 nunca terá o 1000."

1.1. ANTES DE TUDO, SEJA GRATO

A gratidão é a pedra fundamental para um princípio da física muito importante: a atração. Com base na Terceira Lei de Newton – Ação e Reação – ao nos sentirmos gratos, emanamos positividade para o mundo que, seguindo estes princípios, retornará positividade para nós. Nosso corpo age como uma grande antena, capta o que está na frequência dos sentimentos. Quando estiver se sentindo grato pela vida, por algo de bom que aconteceu, se tentar sentir raiva, ao mesmo tempo, ódio ou medo, verá que é impossível!

Não conseguimos ter qualquer outro tipo de sentimento enquanto estamos sendo gratos.

Se atraímos o que queremos para a nossa vida, é natural pensar que quanto mais vibrarmos na gratidão, menos vamos vibrar nos sentimentos negativos. Se vibrarmos ódio, atrairemos ódio, se vibrarmos tristeza, vamos atrair tristeza, é o mesmo com a raiva, a inveja e assim por diante. Precisamos vibrar na gratidão, esse é o grande segredo.

Em *O Segredo,* estudo conduzido por Rhonda Byrne, que deu origem ao livro e aos documentários, qual é o segredo por trás da Lei da Atração? É a gratidão.

Jesus Cristo disse que a quem tem gratidão mais será dado e terá em grande quantidade. Esse é o processo. Quando começamos a praticar gratidão, o primeiro sintoma é que os dias começam a ter mais energia, mais potência. Muito da minha energia vem de um composto de coisas, como ter propósito, clareza, e outros pontos que serão abordados neste livro, mas tudo começa na gratidão e em acordar todos os dias cheio de intenção.

Outro sintoma que aparece muito rápido e de maneira notória é sentir-se mais leve e feliz. Tenho certeza de que ao final do livro, depois de todas as etapas, você também se sentirá assim.

O compromisso é com a transformação.

Neste capítulo, faremos uma prática simples e introdutória, que você poderá usar no caminho para o trabalho, para a aula ou em casa. Eu fazia no caminho entre a estação de trem e o trabalho, colocava uma música de meditação, saía caminhando e começava: "sou grato pela minha vida, sou grato pelo meu trabalho, por coisas que estão acontecendo neste momento; obrigado por comprar isso, por pagar aquilo, por passar naquele teste". Abordava as coisas que vinham do coração, "obrigado por aquela conversa, obrigado por aquele elogio". Acredite, isso dará uma energia e paz de espírito inimagináveis.

Não leva mais do que três ou quatro minutos; se quiser pode fazer duas ou três vezes ao dia. Se fizer sempre da mesma forma, se tornará um hábito.

Após duas ou três semanas já fará parte de você, como faz parte de mim. A sistemática pode mudar, podemos ter um espaço de meditação em casa, ou ir a algum local específico, mas devemos fazer todos os dias.

Devemos ser gratos pelo que temos e por aquilo que desejamos e não temos ainda, devemos agradecer como se já tivesse acontecido.

QUATRO TIPOS DE GRATIDÃO

Existem quatro tipos de gratidão:

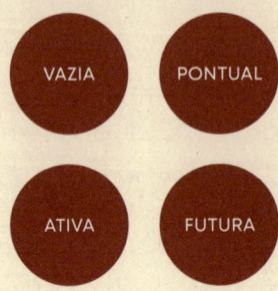

1. A gratidão vazia é aquela automática, sem nenhuma profundidade emocional, reproduzida apenas por cordialidade. Você agradece à pessoa que entregou um pacote ou abriu a porta do prédio de maneira automática e vazia, em um gesto quase inconsciente.

2. A gratidão pontual é quando se é tomado por um sentimento mediante um acontecimento ou por relembrar algo que aconteceu e isso traz uma sensação de gratidão. Quando algo bom acontece na sua vida, diferente da primeira gratidão, que é superficial e não tem fundo emocional, essa sim, tem o sentimento de gratidão envolvido, mas as pessoas só o vivem quando algo favorável acontece. A maioria vem até este ponto.

Quero destacar que os próximos dois tipos de gratidão têm o poder de mudar a sua vida.

3. A gratidão ativa consiste em ser grato pelo que é, pelo que faz e pelo que tem. Mesmo sem que algo em concreto tenha acontecido naquele momento.

> Na gratidão ativa, você toma a iniciativa de ser grato, e não simplesmente reage a um acontecimento positivo.

E a grande diferença entre essas últimas duas é que a gratidão pontual é vivida apenas naquele momento e passados um ou dois dias esquecemos, deixamos de viver a vibração positiva que o momento trouxe. Exemplo, as pessoas que precisam preencher algum vazio, vivem de gratidão em gratidão, buscando picos de felicidade e pertencimento. Sentem-se gratas no momento, mas o vazio volta e precisará ser preenchido por outra satisfação. E assim, vivem em picos e não praticam a gratidão ativa e linear.

Precisamos ter um padrão energético na nossa vibração.

Seja grato desde o primeiro momento do seu dia. **Seja grato pela vida, pelo que é, pelo que faz, pelo que tem, por tudo ao seu redor.** Por coisas que aconteceram há dez anos, pelo que aconteceu ontem. Esse é o princípio do movimento da mudança. Percebemos aquelas pessoas com aura positiva, energia e atmosfera positiva ao redor, e algumas que têm uma nuvem negra sobre elas.

4. A gratidão futura é a mais difícil de entender e aplicar, é a que realmente muda a vida. E é a mais difícil, porque as pessoas vivem o jogo do "me faça acreditar, prove, senão não acredito". As pessoas não têm fé.

A fé é muito importante, e não estou falando de religião. Tempos atrás, assisti a um vídeo do Neymar Jr. ainda criança, dando uma entrevista e falando da certeza de que seria um craque do futebol e que jogaria nos grandes clubes do mundo. Ele tinha certeza, percebemos o sorriso, a felicidade nele, e esse sentimento é notório em todas as pessoas que vivem uma vida de abundância. A energia se reflete nos relacionamentos, na parte financeira, profissional, em tudo. Como quando vemos uma família, e pensamos "como aquele relacionamento é equilibrado, que bonito, queria ser assim também", e nós podemos, está na nossa mão.

Assim é a gratidão futura: é ter o sentimento de certeza, acreditar, ter fé, ser grato mesmo por algo que ainda não aconteceu. Assim como eu estou muito grato, muitos anos antes, por você estar lendo isso nesse exato momento.

Que maravilhoso é ser grato por algo que ainda não aconteceu.

Depois de alguns exercícios sobre os quatro tipos de gratidão, você entenderá o que a gratidão faz na nossa vida, do ponto de vista prático, as alterações no cérebro, as alterações no corpo em todos os aspectos.

Começamos pelo sistema dopaminérgico, que regula todos os níveis químicos e sensações de prazer e saciedade. A prática da gratidão eleva os níveis de motivação e prazer, não a gratidão vazia e sem sentimento, mas a gratidão ativa e a gratidão futura.

A atividade no córtex pré-frontal medial melhora a socialização e a empatia (capacidade de se colocar no lugar do outro), o *rapport* é notável e poderoso nas pessoas que vivem um estado energético de gratidão. Pessoas que descobriram este segredo são mais tranquilas, relaxadas, possuem regulação emocional, não têm rompantes de temperamento, são lineares, controladas e bem pautadas.

O nosso corpo é regulado por alguns centros de energia que são as glândulas, que regulam os ajustes químicos do corpo. Exemplo, a tireoide regula os hormônios e influencia em nosso peso, gordura, massa muscular. Pessoas que fazem as mesmas atividades físicas podem ter resultados diferentes, por diversos fatores: constituição física, estilo de vida e pelo sistema hormonal.

Essa regulação hormonal é um ponto-chave regulado pela gratidão.

Gustavo Kuerten é uma dessas pessoas que está sempre com um sorriso no rosto, percebe-se que vive em um estado de gratidão. Não estou dizendo que não tenha infortúnios, existem momentos ruins. Mas quem vive no estado de gratidão consegue ultrapassar e superar estes momentos, mesmo que tenha passado por situações, pelas quais acredita não ter motivo para ser grato. Os próximos capítulos irão te mostrar o caminho.

> O simples fato de acordar
> e respirar já é motivo
> para ser grato.

A gratidão também regula o padrão hormonal, diminui o estresse (especificamente, o cortisol, conhecido como o hormônio do estresse). Mas voltarei nesse assunto quando falarmos sobre *Um Novo Corpo*.

Quando estamos desalinhados, brigamos, não performamos bem, as coisas acontecem de uma forma diferente, já acordamos com o pé esquerdo. Existe uma maneira de reverter; se está nesse cenário pode, e deve, fazer diferente, é só mudar. Quando você muda, o seu mundo muda, é uma frase muito comum, mas é pura verdade. E se acha que não é possível mudar, o simples fato de ter começado a ler este livro mostra que no fundo você já acredita. Apenas existem algumas construções erradas na mentalidade, que trataremos de corrigir, uma a uma.

E temos, ainda, os benefícios para a saúde psicológica, motivação, qualidade do sono, qualidade das relações, começam a se alterar. A partir do momento em que passa a praticar a gratidão, todos os dias, durante certa quantidade de tempo, verá a olhos nus, a diferença. É o que acontece com todos que aplicam, aconteceu com as pessoas com as quais aprendi, vi o resultado na vida delas, apliquei na minha vida e ensino até hoje.

1.2. CONFIE NO QUE É BOM

Acreditar que vai dar certo e acreditar que não vai dar certo dá o mesmo trabalho.

Quantas vezes não vemos duas pessoas que nascem na mesma cidade, no mesmo ambiente familiar, com o mesmo padrão social, estudaram no mesmo banco de escola, e uma tem um resultado e uma tem outro, mesmo tendo convivido com os mesmos fatores. Dou esse exemplo para mostrar por que ser grato pelo que é e por tudo que tem, por seus pais, seus antepassados, não importa a situação de origem. E porque, de hoje em diante, depende de você! Todos somos capazes de construir o próprio caminho, independentemente de onde viemos; para alguns será mais fácil e para outros, mais difícil, mas todos têm possibilidade, todos têm chance.

Confie, acredite no que é bom.

Como vou conseguir prosperar em uma cidade pequena? Como resolver minha vida amorosa? Como cursar uma faculdade? Como? Como? Acredite, tenha fé e seja grato.

Exercício das três bênçãos

Todos os dias, antes de dormir, escreva três coisas maravilhosas que aconteceram no seu dia.

Comece escrevendo, deixe um caderninho ao lado da cama. Se ainda não tem esse hábito, comece já! Existe uma razão para eu propor isso.

> Quando começa a ficar sonolenta, a mente consciente, a mente analítica, começa a descansar e suas frequências cerebrais entram em um estado de *Theta* (transição entre o estado desperto e o estado sonolento), seguindo para os estágios do sono leve e profundo.
>
> _____
> _____
> _____
> _____
> _____
> _____
> _____
> _____
> _____

Nesse momento de transição, em que está meio sonolento, em estado de consciência quase nulo, é que precisamos ser invadidos pelo sentimento de gratidão e felicidade por algo que ocorreu no dia.

Dormir com essa sensação dia após dia, será a fundação para a mudança de vida. Até descobrir isso, minha vida era completamente diferente. Tinha resultados na carreira, resultados acadêmicos, mas vivia estressado, vivia com medo, vivia preocupado (talvez fosse até aquela pessoa da nuvem negra, em alguns momentos), e a partir do momento em que descobri e passei a aplicar a gratidão, minha vida mudou.

Alguém pode dizer que não acontecem coisas maravilhosas na sua vida todos os dias. Eu digo que acontece, sim, e tem que passar a olhar para o que é bom, confie; se olhar atentamente, verá várias coisas boas que acontecem. Exemplo: o simples fato de estar vivo, saudável, se não se infectou, ou se sim, na pandemia da Covid-19, se sobreviveu, seja grato. Seja grato também pelas pessoas ao seu redor. Coisas maravilhosas acontecem todos os dias, agradeça. Eu sou grato por você estar aqui aproveitando este conteúdo. Faça o exercício a seguir, por no mínimo três semanas. Comece com você!

Exercício matinal 1

Faça uma lista, todos os dias, do que quer, como quer viver, onde quer morar, quais habilidades quer adquirir, com quem quer estar.

Comece a colocar no papel, de maneira categórica. Exemplo:

- ✔ Tenho mil alunos na minha escola ao redor do mundo, em dezembro de 2021;

- ✔ Tenho liberdade geográfica em 2023.

E sempre no presente, eu quero, eu sou, eu tenho, eu faço. Geralmente a lista irá variar entre cinco e dez itens, e leia duas ou três vezes ao dia, no caminho para o trabalho, nos seus intervalos; esteja sempre revendo.

No começo é importante que faça no papel, o ato de disciplina reforça o hábito, depois pode até migrar para o celular (quando adquirir o hábito). É o tipo de coisa que podemos fazer até caminhando, mentalize, utilize todo seu tempo vago, pare de pensar besteira, ocupe seu pensamento com coisas que vão te edificar.

Exercício matinal 2

É melhor fazer quando acorda, pode ser até na cama, só não deitado, e comece a agradecer, esse é um exercício ativacional – ativa sua gratidão e seu campo energético – e terá um dia melhor. Comece sendo grato por tudo que tem na sua vida e no seu corpo.

"Muito obrigado por minhas mãos, por minha audição, visão, membros, e quando completar o seu corpo, que é onde você habita, seja grato pelos seus pais, seus antepassados, parentes, cônjuge, filhos". Pode colocar a mão no peito, enquanto agradece, é um centro de energia. Seja grato pelo trabalho, pelos colegas de trabalho, a empresa, o negócio, por seus empregados ou patrão, pelos colegas, vizinhos, pela cidade onde vive, pela sua casa e pelas coisas nela. Faça ao acordar, ao longo do dia e terá a energia que não imagina.

> ### Exercício da gratidão futura
>
> O "pulo do gato" é ser grato por algo que não se materializou ainda.

Todos nascemos com uma força interior, e ao longo do nosso crescimento, todo o sistema ao redor vai minando e atrofiando esse desejo ardente, termo criado por Napoleon Hill.

Quando somos crianças, temos a ideia pura e clara que podemos ser quem quisermos e, com o passar do tempo, não acreditamos mais; às vezes são os pais que dizem o que temos que fazer, às vezes, pelo nível social, pela raça ou credo, está fadado a coisa A, B, ou C, e não é assim.

A gratidão fará com que acredite que pode conquistar tudo o que quiser na vida.

Eu pratico essa gratidão e você passará a praticar também. Agradeça pela pessoa que quer encontrar, mesmo que ainda não a tenha conhecido, agradeça pelos filhos que deseja ter, pela profissão que deseja, pelos recursos que deseja possuir e, fatalmente, acontecerá.

Você tem consciência de que tudo que aconteceu na sua vida, inclusive os problemas, é um mecanismo que o sistema do Universo utiliza para que evolua? Acredita que, mesmo as adversidades mais difíceis, foram de alguma maneira um presente digno de agradecimento? Acredita que os infortúnios são uma oportunidade para evoluir? As respostas são para você evoluir e pode refazê-las de vez em quando.

Temos que ser gratos por tudo que nos acontece, não existem coisas boas ou ruins, as coisas apenas são, sei que dependendo da sua crença isso pode arranhar um pouco dentro dos seus ouvidos, mas é verdade, quem dá sentido e emoção às coisas somos nós. A minha sala para mim é grande e, de repente, para um bilionário é pequena. Uma faca é uma coisa boa ou ruim? Depende, para um cozinheiro é uma coisa muito boa, ele ganha a vida com uma faca, já um assassino a utiliza de outra forma.

**Seja grato pela vida que tem
e por tudo que acontece.**

Noventa e cinco porcento do tempo do nosso dia é conduzido de forma automática, através de repetição de padrões. Reforço os momentos de intervalo, ao acordar, ao caminhar, antes de dormir. São tempos "mortos", essas lacunas de horário são gatilhos para fazer os exercícios de gratidão.

> **Três bênçãos**
>
> **Ao final do dia, pegue papel e caneta. Escreva pelo que é grato. O que de bom aconteceu na sua vida no dia de hoje? E por quê?**

E assim, termina o seu dia, você dormirá imerso em um sentimento de felicidade e gratidão e acordará com os exercícios matinais, que farão com que seus dias tenham, cada vez mais, intenção e assertividade.

2. QUEM É VOCÊ?

Saber quem você é e a sua conexão com essa identidade traz, de certa forma, a certeza que se tudo desmoronar, se tirarem tudo o que você tem, jamais tirarão de você a possibilidade de continuar sendo quem você é, independentemente, das circunstâncias do momento.

Tente imaginar um caso hipotético em que o Bill Gates e o Jeff Bezos perdem todos os bens, empresas, imóveis e também (se fosse possível) até seus nomes famosos. Afinal, todo mundo iria querer se associar com esses notáveis nomes de sucesso, mesmo que não tivessem um centavo.

Quanto tempo você acha que levaria para eles se tornarem novamente homens de negócio bem-sucedidos?

Sei que nesse momento, muitas respostas virão à sua cabeça: "Ah! Também tendo estudado o que eles estudaram..." ou ainda "Daí, é facil. Estiveram a vida inteira cercados de pessoas bem-sucedidas. Quero ver se vivessem a minha vida!".

É nesse ponto que eu te convido a se despir, o máximo possível, de todo o tecido ideológico, histórico e social no qual fomos criados e "ouvir" com os ouvidos e, principalmente, com o coração: "Você não é assim por conta da vida que tem", e sim "Você tem a vida que tem, porque é assim".

Não estou dizendo que todos saem do mesmo ponto de partida e nem que todos terão o mesmo caminho a ser percorrido.

Todos nós, independentemente, da condição, origem, classe, cor e credo podemos sim, ter uma vida com sentido e plenamente vivida.

Quando tinha 13 anos, enfrentei, pela primeira vez, a sensação de perder "tudo". Meus pais, já com idade avançada para arranjar emprego na época (eles me tiveram depois dos 40), já não possuíam qualquer recurso para nos manter e nós fomos convidados a nos retirar (para não dizer despejados) do apartamento alugado, onde moramos por muitos anos.

Naquele momento, todo o meu mundinho, brinquedos, TV, foi desmanchado. As coisas maiores foram vendidas e o que coube em algumas malas pretas, foram conosco para o sul do país.

Moramos de favor no apartamento da frente, graças a um dos nossos anjos da guarda, a Glaucy, que deixou que ficássemos com ela até que conseguíssemos arranjar tudo. Ainda me lembro dela, chorando na rodoviária, enquanto partíamos rumo a Blumenau, Santa Catarina.

Chegamos em um fim de semana e após alguns passeios pela linda cidade, fomos colocar a mão na massa, no restaurante de uma amiga da minha mãe, que nos deixou morar no depósito, em troca de ajudarmos nas atividades do restaurante.

É claro que hoje, vejo o quão vulnerável era aquela situação, mas no momento, não percebia. Eu apenas era eu mesmo.

Acordava cedo, ia para escola, voltava no começo do horário de almoço do restaurante, pesava os pratos, recolhia a louça das mesas, levava pra cozinha, arrumava o salão ao final do expediente e ia pra casa fazer as tarefas, estudar e ficar amigo dos gambás, para que eles deixassem a gente dormir.

Preciso detalhar como fiz para estudar durante essa fase e que foi muito importante para a vida que tenho hoje. Sem dúvida, ter mudado para Blumenau foi um divisor de águas na minha vida, por diversos fatores, mas grande parte se deve à formação que tive. Só foi possível pelo esforço da minha mãe e da ajuda de uma pessoa, a dona Sueli, que era algum tipo de adjunta na direção da escola.

Nos anos 1990, tínhamos uma economia têxtil pujante e o Conjunto Educacional Pedro II era a maior escola do estado, com milhares de alunos.

Tínhamos espelhos em diagonal entre parede e teto, que tornava possível ver-nos de corpo inteiro. Aquilo para mim, que vinha de uma outra realidade, era uma Disneylândia, os personagens ao invés de tirar fotos com a gente, cobravam intermináveis matérias e chamavam a atenção se nossa camisa polo branca estivesse amarrotada.

Com isso, pode-se imaginar o quão difícil era conseguir estudar lá. Minha mãe ficou madrugadas na fila, conseguimos um cadastro e aí entrou dona Sueli, que conhecendo a nossa história e depois de um contato com a assistente social e com a dona do restaurante, nos conseguiu uma vaga e um uniforme completo, doado. Naquela altura, eu não entendia, mas como você vai entender nos capítulos seguintes, a sucessão de pequenas decisões resilientes e com êxito é que constróem a vida que temos hoje.

Essa saga estava apenas por começar. Depois precisávamos de livros e vez ou outra minha tia, mandava 50 reais, comprávamos comida e sobrevivíamos durante o mês com algumas amenidades. O que sobrou de uma dessas remessas foi utilizado em uma troca de livros usados, feita na praça de alimentação de um shopping da cidade.

Era uma cena muito interessante: centenas de jovens com os seus livros iam chegando e já sendo abordados por quem precisava comprar/trocar aquele volume. Eram alunos dos anos seguintes, vendendo seus livros usados, ex-alunos, professores, tentando obter alguns trocados. O final de semana de caçada rendeu apenas dois ou três livros, que era o caixa disponível.

E assim segui o ano, levava advertência aula sim, aula não, porque não possuía o material didático necessário. O primeiro trimestre era tão puxado, que passou em um estalar de dedos. Eu tinha novamente uma rotina! E acredite, se nós adultos somos resultados dos nossos hábitos, uma criança em formação precisa mais ainda de rotina.

E nesse momento veio mais um terremoto para derrubar o mundinho reconstruído. As finanças, do restaurante em que trabalhávamos e dormíamos, não iam bem e o proprietário tomou a decisão de fechar as portas e devolver o imóvel. Uma contagem regressiva para arrumarmos outro teto começou. E como o faríamos, sem um tostão? Sem nenhuma fonte de renda?

E não é que mais um anjo apareceu? Um amigo da dona do restaurante se sensibilizou com a situação e ofereceu uma casa inacabada, cuja obra ele tinha abandonado por falta de recursos. E quando digo arranjar um teto, foi literalmente o que aconteceu. A casa tinha apenas teto e paredes. Faltava todo o resto. As aberturas das janelas foram tampadas com lonas pretas e eu me divertia vasculhando no sótão quinquilharias para tirar peças e fazer escambos com outros meninos da rua, com quem, em pouco tempo, tinha feito amizade.

Eu tinha algumas relíquias de São Vicente, uma guitarra que tinha sido do meu primo Alex, dada com lágrimas nos olhos pela minha tia, um pouco antes de irmos embora; um Atlas com os mapas de todos os países, que lia diariamente, um micro system em formato de bola com CD da Aiwa; dois CDs falsificados e um CD original do TerraSamba.

Eu sabia que eram o meus maiores ativos de liquidez, guardava-os para utilizar quando:

- ✔ 1. Não houvesse mais esperança (e mesmo com tudo, esse momento ainda não tinha chegado);
- ✔ 2. Eu precisasse usar para gerar alguma transformação na vida.

E após dois meses morando na Rua Guarapari, chegara o momento de me desfazer de um ativo. Meu CD do TerraSamba original viraria meu primeiro meio de transporte: uma bicicleta Sundown prata, que não andava, mas que eu sabia que não seria por muito tempo.

Naquele momento, tinha minha primeira liberdade. Foi um ótimo investimento.

O PRIMEIRO INVERNO

É claro que a gente sabia que o Sul era frio e já tínhamos tido algumas amostras durante a meia-estação, graças ao córrego atrás da casa e por não ter nenhum revestimento no chão.

Quando o primeiro vento sul bateu, soprando as lonas pretas das janelas como imensas velas de um barco, amontoamos as cobertas e ali tivemos a noção do que de fato nos aguardava.

Eu dormia com a minha mãe em uma grade de janela invertida, que graças a engenhosidade do meu pai, ficava exatamente do tamanho de uma cama, com um colchão dado por alguém. Meu pai dormia em uma cama improvisada de solteiro ao lado da nossa e mais próximo da porta, que estava sempre aberta.

Alguns dias depois, o inverno chegou e me lembro de tremermos. Meu pai foi lá fora, pegou umas tábuas velhas e fez uma fogueira dentro de casa. Nunca mais o cheiro sairia daqueles cobertores "seca-poça", que nos serviram tão bem na noites de frente fria.

Parece difícil de acreditar, mas eu tinha uma paz e a certeza de que era temporário. Mesmo com toda a confusão de ideias típica da adolescência, sentia que tudo era uma escola. Eu estudava. Não nas aulas, mas depois delas.

> Queria estar pronto para quando chegasse a hora, e eu tinha a certeza de que ela chegaria.

2.1. QUEM VOCÊ REALMENTE É?

Neste capítulo, vamos focar em identidade. Ter uma consciência, uma acepção emocional de personalidade, de como funcionamos e de que somos feitos, é um ponto fundamental para atingirmos qualquer objetivo. Para ter uma melhor forma física, uma saúde melhor, uma melhor vida financeira e amorosa, necessariamente, é preciso ter uma percepção mais abrangente de quem é você. No curso *Mudança de Hábito*, tratamos os núcleos e camadas da identidade, processo, resultado e identidade.

Quando pergunto "quem é você?", o que vem à cabeça?

Provavelmente, a primeira resposta pode ser, eu sou a Maria, sou o João, sou o Pedro, esse é o seu nome.

Pergunto novamente, quem é você?

Sou o João advogado, o Pedro marceneiro. Certo, mas essa é a sua profissão, e vamos aprofundando, e a maioria das pessoas (inclusive eu, até tempos atrás), não consegue conceituar, que papel tem no mundo.

Deve ter uma clareza maior do que você é. Porque você não é o seu nome, não é a sua profissão. Às vezes, vejo descrições assim, eu sou a Mariazinha, mãe da Fulana e do Fulano. Certo, mas e o que mais? O que traz dentro de si? Do que é feito? Quais são os seus valores, propósitos e objetivos?

O ponto é quem você é na essência, não só o nome, você tem um propósito durante a vida, tem uma função, um papel no mundo, para que possa unir tudo, em um arranjo com seus objetivos; e quanto mais clareza tiver, melhores serão os resultados.

Cada um de nós, quando descobre esse papel, tem o que chamamos vida em abundância e, podemos ver em algumas pessoas, vida em plenitude. Para uma vida plena e abundante é preciso intenção.

> **Acreditamos, seguimos e passamos adiante, a definição de propósito: o papel que você cumpre no mundo.**

Por exemplo, posso ter a meta de ser psicólogo, de ser um engenheiro ou um advogado, ser aprovado em um concurso público, são metas pessoais, mas em relação ao mundo, o que você faz? Nesse ponto, começamos a construir o propósito.

> **Propósito é retribuir ao mundo tudo o que recebe, por meio das suas habilidades e competências.**

Um professor que vive o seu propósito, vive de levar conhecimento, ensinar as pessoas e gerar transformação através do conhecimento, estuda e se prepara para transmitir o conhecimento para diversas pessoas, multiplica conhecimento. Ao longo da vida de um professor, quantos milhares de pessoas ele transformou?

> **Propósito é aquilo que a pessoa faz não só para ela, mas para o mundo.**

Acredito na Terceira Lei de Newton, ação e reação, que nos leva a dar e receber. Isso é semeadura e devemos dar para receber, temos que contribuir e fazer algo pelo mundo.

O que você faz a ponto de poder ensinar outras pessoas? Assim começamos a construir uma ideia de propósito. Ao atingir a vida adulta, no final da adolescência, já temos indícios, mas às vezes, falta um norte. Pense em alguma coisa em que você seja bom, seja referência para as pessoas; é natural que tenha alguma aptidão, mesmo que ainda não vocacionada.

Quando a pessoa está bloqueada, ela diz: "não sou bom em nada" e não é verdade, você nasceu com um propósito e é bom em alguma coisa. Não temos as mesmas aptidões e nem todo mundo é bom nas mesmas coisas. Nesse ponto, rompo um pouco o modelo de ensino tradicional que faz a média e coloca todos os indivíduos no mesmo "saco", mesmo sabendo que as pessoas têm aptidões diferentes.

O sistema educacional tenta nos ensinar um pouco de tudo, forçando, muitas vezes, a deixar de lado algo em que somos realmente bons, para dar foco em alguma área que não temos a mesma desenvoltura. Nosso sistema mata, todos os dias, milhares de talentos nos bancos escolares. Mas você vai aprender a corrigir isso.

Eu, por exemplo, sei como ser pleno e abundante, sem me limitar por qualquer questão, sei dar aulas, ajudar pessoas. Sei a ponto de me pedirem ajuda.

> **VAMOS A UM BREVE EXERCÍCIO:**
>
> ✔ **Quem é você?**
>
> Eu sou Lourival;
>
> ✔ **O que você faz a ponto de poder ensinar outras pessoas?**
>
> Eu sei dar aulas e sei ajudar pessoas a viverem uma vida plena e abundante;
>
> ✔ **Para quem você faz?**
>
> Qualquer pessoa que busque evoluir e queira ser mais feliz;
>
> ✔ **Por que elas precisam disso?**
>
> Para encontrar seu papel no mundo e viver uma vida plena, ter uma vida com sentido e com controle sobre seus resultados.
>
> *

Preencha o seu questionário e comece a construir a ideia, a identidade de quem você é, qual é o papel que tem no mundo.

Faça o exercício, exatamente como fiz. Não se preocupe, talvez não seja feito em um único dia, mas comece. Faça uma frase em um dia, outra no outro dia, mas faça, porque a partir do momento que saiba, seu trabalho será muito mais fácil. Vai perceber que irá conseguir desempenhar algumas de suas tarefas com muito mais facilidade, depois que aumentar a percepção que tem de si mesmo.

EXERCÍCIO

Quem é você?
_____
_____

O que faz a ponto de poder ensinar outras pessoas?
_____
_____

Para quem você faz?
_____
_____

Por que elas precisam disso?
_____
_____

A vida plena começa a partir do momento que entrega, quando faz, quando dá, quando fornece. Pessoas que não entenderam ainda o seu papel no mundo, dificilmente, terão uma vida em abundância como gostariam, porque é dar e receber. E preciso entregar muito e para poder entregar isso, é preciso saber no que você consegue entregar mais.

2.2. AUTOCONHECIMENTO

A partir do momento em que começa a se observar e se entender, irá se conectar, ter inúmeras melhorias na vida. Descubra-se, entenda quem é você, pratique, pense sobre você e o que faz, os objetivos e o que te faz feliz.

MENOS CONFLITOS INTERNOS

Nada dá mais leveza na vida do que a coerência interna, o alinhamento de sentimentos e valores com as ações. Nada mais frustra uma pessoa do que estar em um ponto e saber, mesmo que, inconscientemente, que não é onde deveria estar. Quando há uma diferença entre o estado desejado e o estado atual, esse delta, gera frustração, ansiedade e depressão. Detalhe, não é a frustração por não ter atingido os objetivos, é uma frustração de não ser aquilo que nem se sabe o que seria. Quando não tem clareza do que quer é certo que irá se frustrar, porque não dá para atingir um objetivo, que nem sabe qual é.

Exemplo: pergunto, o que você quer comer? E você responde, "qualquer coisa", será difícil te agradar. Temos um repertório imenso de comidas, se não me contar do que gosta, fica quase impossível acertar. A chance de te fazer feliz é baixa. Ou seja, quanto mais detalhes, melhor. Você pode dizer "carne". Que tipo de carne? Um churrasco de picanha, carne de panela, carne assada, carne moída, qual carne? "Ah, churrasco...". Ok! E como quer o churrasco? Em peça, espetinho, grelhado? Qual o ponto? Bem passado, malpassado?

> **Quando não é específico no que quer, as coisas simplesmente vão acontecendo e você vai se frustrando ou se conformando.**

Assim é na vida, diga como quer viver, diga o que quer para você mesmo, para as pessoas ao seu redor, e aí já puxo o conceito de Mente Mestra (Napoleon Hill): quanto mais compartilha seus objetivos, aonde quer chegar, e quando deixa claros seus propósitos para as pessoas, maiores são as chances de se engajarem e você não estará mais sozinho na jornada.

> **A pior coisa que pode acontecer na vida de alguém é ser passageiro da própria vida.**

De algumas pessoas que querem praticar atividades físicas regulares, escuto assim: "ah, como eu queria ser assim também". Você pode ser assim, não há nenhuma lei que diga que não pode, é só fazer. Mas, por que não faz? "Ah, sabe o que é..." e aí começa.

Vivemos em um Estado Livre de Direito, não sofremos com nenhum autoritarismo, mas as pessoas não têm liberdade interna sobre si próprias, não conseguem controlar a hora que acordam, não conseguem controlar o que colocam na boca. Não conseguem controlar coisas simples, que estão ligadas somente a elas. Como conseguir ter sucesso em qualquer empreitada, seja pessoal, empresarial ou de estudo? É difícil para a pessoa que não tem controle sobre si mesma, e é aí que vem o autoconhecimento.

> **O conflito interno ocorre quando você, de maneira consciente, quer uma coisa, mas o subconsciente faz outra.**

Gostaria de não comer a quantidade de coisas que come, mas come; vai no automático. Gostaria de não ter um hábito que tem, mas tem; gostaria de acordar cedo, mas não consegue – está lutando contra você mesmo. Tem algo que deseja fazer, mas não consegue? Por quê? Comece a meditar sobre isso, reflita. Autoconhecimento! Estabeleça uma mudança. "Posso procurar ajuda?". Pode. Farei um curso, vou procurar um psicólogo. Tem alguém que pode me ensinar?

Olhe para si mesmo e detecte o problema. Um problema não identificado não pode ser resolvido. Coloque luz sobre o problema, esse é o primeiro passo, e aí estabeleça um plano de ação. Exemplo: pergunte-se qual o seu problema? "O problema é que não acordo cedo". E por que não acordo cedo? "Tenho preguiça". E de onde vem a preguiça? "Porque durmo tarde". Por que durmo tarde? "Porque fico assistindo televisão". Por que fico assistindo televisão? "Porque estou entediado". E por que fico entediado? "Porque não faço muita coisa durante o dia". E assim, você vai puxando esse fio até chegar o mais perto possível da causa central.

"Posso estabelecer um programa de estudos todos os dias, das 18h às 22h, vou me ocupar e quando for 22h30, 23h, estarei bem cansado e vou dormir". Percebe? É uma linha muito simples, mas as pessoas não fazem. Isso é apenas um exemplo.

E nesse ponto, já terá começado uma mudança. Isso resolverá todos os seus problemas? Não, mas devemos resolver um problema de cada vez, é assim que evoluímos. Não somos construídos do dia para a noite, somos construídos ao longo da vida, desde o nascimento.

A MELHOR TOMADA DE DECISÃO

Nossa vida é um conjunto de decisões que tomamos a cada momento, e quanto maior for o autoconhecimento, mais corretas serão as decisões.

Todos nós vamos errar na vida e faz parte. Quanto maior for a clareza, melhores decisões serão tomadas. Reflita sobre quantas decisões já tomou, que não tinham nada a ver com você, e hoje, passado um tempo, você pensa, "nossa, o que fiz, por que resolvi daquele jeito?". É a falta de clareza, você não estabeleceu seus padrões, simplesmente foi levado.

Tenha controle sobre sua vida, desde já; controle sobre si mesmo. Autocontrole. A melhor tomada de decisão vem do autoconhecimento, quando você se conhece, sabe por que faz as coisas que faz.

Com o autoconhecimento, você sabe a resposta que terá para determinado comportamento, começa a se olhar de fora. "Sempre que acontece isso, eu faço tal coisa, então não vou, vou evitar o conflito, vou fazer de outra forma".

Algumas pessoas acham que decidimos a vida como um bilhete de loteria ou um bilhete de loteria invertido, onde ocorre um grande infortúnio. Mas não é assim.

> **Nossa vida é construída nas pequenas decisões, a cada decisão.**

Quando decide pegar o carro ao invés de ir treinar, quando decide comer um hambúrguer triplo ao invés da salada. São as pequenas decisões que vão construindo o seu dia.

OS MOMENTOS DECISIVOS

Achamos que nossa vida é construída com base em lances fortuitos do acaso, por um grande lance que vai decidir, o famoso "ponto de inflexão". Esses pontos existem, aquela tomada de decisão que mudou sua vida, mas a vida basal que levamos é determinada pelo conjunto de decisões que tomamos no dia a dia.

Todos os dias partimos do zero, para um bom dia ou um mau dia. Nem negativo e nem positivo. O seu dia começou e tem boas escolhas e más escolhas a serem feitas e o resultado será proporcional às suas escolhas. O ponto é a mudança de comportamento. Não as mudanças bruscas, mas sim as gradativas. Nosso cérebro precisa entender os novos caminhos neurais, precisa reescrever novos trajetos, criar padrões, e as decisões diárias são importantíssimas.

A cada momento, desenha-se um momento decisivo, em que temos que optar por assistir televisão ou ir fazer uma hora de caminhada. A diferença do bom dia ou mau dia se dá muitas vezes pelos resultados das pequenas escolhas.

Está pronto para tomar uma decisão em prol da sua vida? Lembre-se: não é um lance único, não é uma mudança brusca de uma hora para outra que trará resultados diferentes e sim as pequenas ações feitas de forma consistente.

Com acompanhamento nutricional e exercícios, você pode trabalhar para ter uma melhor saúde, uma melhor forma física. Desde a pequena decisão do cafezinho sem açúcar, de preferência sem adoçante, por exemplo, um almoço com mais qualidade nos alimentos, uma menor quantidade de processados. Quanto melhor for a sua alimentação, melhor será a sua organização, a sua homeostase. Lembre-se: "não seja uma orquestra sem ritmo" (falarei disso mais à frente).

Dentre as pequenas decisões, está o vestir o tênis e sair para uma caminhada, mesmo nos dias em que esteja muito cansado, mesmo no dia que não consegue fazer muita coisa. Vista o tênis e dê uma volta no quarteirão.

> **A pequena decisão constrói o seu resultado.**

Sua vida é composta dos anos; seus anos compostos dos meses; seus meses das semanas; as semanas dos dias e seus dias pelas horas. Parece óbvio, mas preciso fazer esse enquadramento, porque a todo o tempo, metas são estabelecidas, como a famosa "perder x quilos até o Natal". As pessoas acham que é feita no simples virar de folhas do calendário. E não é. Ela é feita durante as próximas horas do seu dia de hoje.

A cada hora tomamos uma série de decisões, 95% delas de modo automático, hábitos, e apenas 5% de maneira consciente. É importante ter conhecimento dos hábitos, pois determinarão o resultado. Os resultados, em todas as áreas, são frutos dos hábitos, consequências do que faz de maneira repetitiva e consistente.

AUTOCONTROLE

O autoconhecimento nos dá o poder de entender o que motiva os maus hábitos e propicia focar nos bons hábitos. Quanto mais se conhece e entende como funciona, melhor será o autocontrole.

Exemplo: tenho uma perda de foco quando estou trabalhando, geralmente trabalho no computador ou telefone, mas a probabilidade de me dispersar é imensa, porque tem gatilhos muito aliciantes. Quando me sento para preparar as aulas, os slides e fazer as leituras necessárias, em um momento ou outro, sem perceber, pego o telefone e me disperso.

Com o autoconhecimento, analisando, pensando sobre como poderia produzir mais e melhor, me pergunto: "o que posso fazer?". Preciso me distanciar do telefone, então, coloco-o longe, no tripé, em uma prateleira ou carregando na tomada. Pronto! Perco o gatilho e, gradativamente, a ação vai diminuindo até deixar de ser executada, simplesmente, porque dificultei um mau hábito, e só consegui porque parei para fazer a autoanálise.

É um exemplo simples, mas é o convite que faço: o que te leva a ter certos comportamentos que não gostaria de ter? E o que poderia fazer para ter comportamentos que gostaria de ter?

> **Cada pessoa é única, você é um indivíduo único.**

Cada um de nós tem suas especificidades, e todos podemos meditar sobre o tema, podemos pensar sobre o que nos torna humanos e como podemos ser melhores. Assim, ter mais autocontrole sobre a minha produtividade, aumentou, e muito, meu patamar de vida em todas as áreas.

O autocontrole vem do conhecimento, do porquê você faz as coisas que faz. Da maneira como detectei minha perda de produtividade com o celular. As pessoas costumam entender o seu estado atual em qualquer área, como algo que lhes é imputado por decreto e que não conseguem mudar. Exemplo: "sou tão sedentário" ou "sou muito procrastinador".

Tudo começa com você entendendo de onde vem esse resultado. Ser sedentário, por exemplo, não é causa para nada, é apenas o resultado para uma situação construída. Mas jogar videogame com frequência diária e assistir sistematicamente *stream*, todo dia, pode ser. As ações constroem a sua identidade da mesma forma que a sua identidade constrói as suas ações. É cíclico e retroalimentado, da mesma forma que tentar entender quem veio primeiro, o ovo ou a galinha.

Liste seus hábitos, veja o que está fazendo de maneira repetitiva, consistentemente, e verá por que produz pouco. Pegue seu celular e veja quantas horas gasta por dia em determinados aplicativos, e comece a ter parâmetros. Gasta dez horas por semana em redes sociais, por exemplo.

Redes sociais são importantes para o conhecimento, e são mesmo! Eu transmito conhecimento por meio das redes sociais. Você segue mil pessoas e quem, efetivamente, traz alguma coisa? Quem agrega? Se reduzir para 50 (para os parentes você liga no sábado, por exemplo), foque a atenção no que irá te transformar;

vá filtrando, terá mais autocontrole, e preencha o tempo que sobra. Em dez horas por semana, por exemplo, dá para fazer muita coisa, e isso vira 40 horas por mês, que são quase 500 horas por ano. É um período relevante, dá para evoluir em todas as áreas. Cuide do seu corpo, da sua alimentação, tenha capacidades melhores, seja no âmbito profissional, estudantil ou pessoal.

> **É importante ter tempo para você.**

ÂNIMO

Descobrir o seu propósito, aquilo que te move, irá permitir que tenha muito mais ânimo para seguir em frente e cumprir a sua missão de vida.

Ter clareza é muito mais fácil sendo organizado. A organização, aliada ao autoconhecimento, traz a motivação porque saber o que quer, pode até ser cansativo, mas saberá o que te move. O sono resolve o cansaço físico quando não estamos sem energia. A energia vem do alinhamento da identidade com o propósito, saber o que quer.

Se começar a praticar hoje o que mencionamos desde o começo e o que ainda verá adiante, tenho certeza de que ficará muito mais fácil a vida te brindar e alcançar seus objetivos quando tem clareza do que quer. Lembre-se do exemplo do churrasco, se não, viverá na eterna tentativa e erro com muito mais chances de errar.

> **Quando descobre quem você é, descobre o seu papel no mundo, o ânimo, a força interna é impressionante.**

Perguntam-me como consigo responder mensagens às 7h e estar em sala de aula às 23h. Quem corre por gosto não se cansa? Cansa sim, mas esse é só um processo físico, fácil de resolver. Você ter energia é diferente, uma pessoa cansada e uma pessoa sem energia são coisas completamente diferentes. Tenho muita energia e todos os dias fico cansado.

2.3. AUTOIMAGEM

A autoimagem é regida por um fenômeno chamado psicocibernética. A cibernética é um processo automatizado de gerir movimentos, decisões, com base em um objetivo.

O mais comum é o piloto automático dos aviões, que foi o primeiro dispositivo cibernético em grande escala. O destino é determinado pelo piloto, que não fica o tempo inteiro conduzindo o avião, só entra em ação caso seja necessário.

Já vimos que somos guiados pelos nossos padrões, sabemos que 95% do nosso dia é guiado de maneira automática, decisões que são tomadas de forma automática baseadas nos nossos padrões. Lembre-se de quando aprendeu a dirigir, por exemplo. Na sua primeira aula, na segunda, na terceira aula de direção, pensava, o pé esquerdo na embreagem, o direito no acelerador, volante, câmbio, o tempo, olhar para a frente; pensava cada movimento porque isso ainda era consciente.

Em um dado momento, passada uma semana, duas, três, começa a virar um hábito, era uma ação subconsciente e hoje é uma ação inconsciente. Hoje, quando dirige, não pensa "vou frear com pé direito", simplesmente o movimento sai. Você conversa, ouve rádio, mas consegue fazer tudo, usar o seu nível de atenção para outras coisas, pois a condução do veículo ocorre de forma inconsciente.

A partir da nossa autoimagem, quando percebemos quem somos, o nosso piloto automático nos guia. Se tenho a imagem do gatinho feio, serei aquele gato, meu corpo me levará para aquilo, minha mente me levará, como faz o piloto automático de um avião. Lembre-se: 95% do nosso dia é construído de maneira automática, se tenho a imagem do leão, o rei da selva, todo meu sistema de decisões me levará àquilo.

Exemplo: quando digo que o processo de emagrecimento passa pela "cabeça", um obeso que não deseja mais ser obeso tem que, primeiro, mudar o que popularmente se chama de "cabeça de gordo", se não, a cabeça dele sempre o levará de volta.

Para uma pessoa que teve sobrepeso durante 30 anos, imagine como está o *setup*? As pessoas acham que é só querer emagrecer e pronto. Não é isso, ela sabe que precisa emagrecer, mas não consegue.

Mesmo com força de vontade extrema, consegue fazer uma dieta incrível, mas chega em um platô e ela para de emagrecer. Os colegas da área fazem, então, o que é chamado de ajuste metabólico, o corpo se adequa, exatamente, porque as glândulas começam a trabalhar de maneira diferente, ajustando todo o metabolismo e a pessoa para de emagrecer, porque o corpo sempre vai querer levar para onde sempre esteve. O corpo será levado, assim como o avião, para o objetivo estabelecido.

Defina o que quer para si, porque, se não definir, tenho certeza de que não vai chegar e, caso defina, já começa a ter uma chance. E quando definir, se trabalhar na sua evolução, cuidar da mente e do corpo dia após dia, mês a mês, ano a ano, chegará ao seu destino porque sua mente te levará até ele, a psicocibernética (da mesma forma que faz com os aviões) irá te conduzir até o destino. E que destino será esse? Você sabe aonde quer chegar ou o seu avião vai aterrissar em qualquer aeroporto? Ou quem sabe ainda, cair no meio do oceano porque ficou sem combustível?

Por isso, trabalhamos, anteriormente, o *Quem é você?* A partir do momento em que escreve todos os dias e tem ideia do que é, pode reconstruir a sua autoimagem. Vai levar um tempo, mas se o fizer diariamente, se meditar, se conseguir encontrar esse seu eu e reconstruir a autoimagem, a psicocibernética, vai sempre te levar para o novo caminho.

2.4. AS CINCO IDENTIDADES

Dentro das cinco identidades precisamos entender que você não é só você, ou o que acha que é.

✔ **A primeira identidade é o que Deus diz sobre você.**

Já disse isso, mas quando digo Deus, é o que você acreditar ser Deus para você, a ideia aqui não é religião, mas sim no que você acredita como "origem".

Se acredita que foi criado a imagem e semelhança de Deus, essa é sua primeira identidade, ou não, se acredita que houve o *big bang* e que a partir disso todos os componentes foram se fundindo, foram criados elementos, e evoluiu até as primeiras formas de vida, que depois evoluíram para outras até os primatas e dos primatas evoluímos até o *homo sapiens,* perfeito. Essa é a sua primeira identidade. Cada um tem uma identidade e é importante que tenha clareza sobre a sua.

Todos temos uma forma, não somos um peixe, uma pedra, uma árvore, somos homens, seres humanos, *homo sapiens,* a primeira identidade vem daí, da própria constituição do ser, você está alinhado com o que é de fato. E se segue a doutrina de alguma religião, ela também entra aqui. O que ela diz sobre certas coisas também irá constituir a sua identidade. Cada uma das religiões tem uma série de questões que irão conduzir a sua identidade.

✔ **Segunda identidade:**
 a forma como seus pais ensinaram você.

A forma como seus pais ensinaram determina como se comporta e o que é. Até os 6 anos somos uma folha em branco, e o que seus pais ensinaram sobre você? Reflita, medite sobre o assunto. No meu caso. sempre fui o estabanado, o quebra-tudo, e me lembro até hoje a minha mãe se referindo a mim para os outros com esse adjetivo. Isso cria um padrão e você acha que tem alguma chance de não ser? É difícil, a psicocibernética te leva para onde está programado.

Muitas vezes nossos pais nos imputam, basicamente, dois ou três caminhos, nos colocam o espelho e nos moldam à imagem e semelhança deles, por exemplo, um que herdou o comércio do pai e quer que o filho seja um comerciante também, e começa fazer com que se olhe como um comerciante, desde pequeno, e não há problema nenhum nisso, desde que haja convicção e/ou vocação.

Outro ponto é os pais colocarem nos filhos a frustração deles, por exemplo, o pai que não conseguiu ser um jogador de futebol, músico, e coloca no filho essa forma de olhar para ele mesmo, e aí vem a autoimagem desde o primeiro momento de vida, em que começa a construir quem ele é. Lembre-se da imagem do gato. Às vezes, você começa a viver uma vida com a qual não está conectado. Quero que tenha ciência, para olhar para dentro de si e conseguir ver.

Se em um exemplo hipotético, o meu pai sempre quis que eu fosse do comércio, mas isso não me satisfaz, não tenho aptidão, não me conecto, então começo a construir algo em torno, vou servir de outra forma. Feliz daquele que consegue ter esse discernimento e consegue viver bem das suas aptidões dentro do seu propósito, é o que todos querem e o que todos deveriam viver.

✔ **Terceira identidade:**
   a forma como a sua cultura identificou você.

O país onde nasce, o local, determina a maneira como se comporta. Existe uma carga cultural, exemplo: na minha família as pessoas são mais despojadas, ou todos muito sérios, são de uma determinada religião, o que acontece é que a pessoa se condiciona àquilo, muitas vezes quando alguém me traz um problema e questiono o porquê, eles dizem, na minha família todo mundo é assim, usa como um pretexto para um comportamento que ela não quer.

Se nascesse na Índia, assim como os adeptos do veganismo, não comeria carne de boi e isso diz muito sobre você; se é adventista, guarda os sábados. É preciso considerar a sua realidade, quanto mais souber sobre você, melhor será a correção de meta, assim como os aviões.

> **A liberdade é fazer algo que deseja fazer.**

Tente refletir sobre alguns comportamentos que, lá no fundo, entende que não estão conectados a você e, mesmo assim, vão no fluxo, porque podem ser o modo de pensar das pessoas que te cercam, mas eles não são você. É importante que entenda essa parte, para que passe ter clareza e mais domínio sobre as próprias ações, de forma consciente.

✔ **Quarta identidade: como eu me vejo.**

Tudo o que reafirma a si mesmo, todos os dias, está na sua autoimagem. Aqui reside o que chamamos de "Síndrome de Gabriela", cujo tema traz o famoso refrão (...) "Eu nasci assim, eu cresci assim, eu sou sempre assim", (...).

Afirmações como "eu falo demais, sou desastrado, sou assim mesmo, sou tímido mesmo, não adianta querer mudar", enquanto ficar repetindo isso, lembre-se da psicocibernética, o piloto automático. Mude primeiro a autoimagem, aí comece a ajustar o processo, para depois colher os resultados. Identidade, processo e resultado.

✓ **Quinta identidade:**
  como as pessoas te veem.

Como as pessoas te veem também te constrói, acontece muito com os filhos de pais que têm destaque na sua área de atuação. Para filhos de grandes músicos, jogadores de futebol, existe um ditado: "filho de peixe, peixinho é". A pessoa começa a absorver e se não se identifica, falta a autoimagem e ocorre uma ruptura do que é na essência. A ruptura traz falta de foco, ansiedade, depressão, problemas gravíssimos de ordem psicológica.

Quando as pessoas dizem "você é inteligente", "é brincalhão", "é descontraído", "sem papas na língua", isso cria conceitos.

E a partir daí sua visão sobre si ou sobre o mundo irá melhorar consideravelmente, assim como a sua relação consigo mesmo, com seus pais, esposa, esposo, filhos, com colegas de trabalho, chefe, subordinados. A melhora é assustadora. Você irá entender por que as pessoas fazem o que fazem, e por que você faz as coisas que faz, e com isso ganha muitos atalhos.

_____
_____
_____

_____
_____
_____
_____
_____
_____
_____
_____

EXERCÍCIO

Se perguntasse para uma pessoa próxima quais as características mais marcantes em você, o que ela escreveria? Reflita, pense sobre isso. Lembre-se, quando houver uma diferença entre o estado atual e o desejado gera-se a frustração, por isso é importante ter clareza sobre esses pontos.

3. ENCONTRE SEU PROPÓSITO

Eu tinha 15 anos e trabalhar, pelo menos formalmente, já não era uma opção. Tinha começado em um emprego com "carteira assinada" aos 14, mas por uma alteração na lei na época, só seria possível novamente aos 16.

Lembro-me de, algumas vezes, chorar, porque antes de nos mudarmos, já tinha sentido o gostinho de ter o próprio dinheiro, mesmo que fossem os míseros 140 reais pelo honroso trabalho de contínuo, em uma farmácia.

> **Naquele momento, eu sei o que me faltava: servir.**

Eu engordava como nunca, muito por conta das doses cavalares de pão com pão e macarrão, porque era o que dava e também pelo tédio, por me sentir sem serventia. Meu pai foi tabalhar como servente em uma construção, mesmo tendo mais de 50 anos, e ficávamos, eu e minha mãe, sozinhos durante semanas, pois meu pai voltava de tempos em tempos. Na verdade, éramos acostumados. Em épocas de "vacas gordas", meu pai trabalhou muito tempo como marinheiro mercante e sempre passou muito tempo fora de casa.

E como resolvi isso? Estudando! E não o estudo comum, na escola. Na verdade, só cumpria os protocolos e ia passando nas matérias.

> **Meu grande objetivo era aprender!**

Você pode se perguntar: "Tá, mas aprender é algo que você faz pra si mesmo. Não tem nada de servir nisso!". Esse é o ponto.

Não o fazia de forma consciente, mas sentia que a melhor forma de servir ao mundo seria aprender a maior quantidade de coisas que pudesse. Haveria de ter uma hora, na qual eu colocaria tudo isso em prática e aí sim, seria SERVIR.

No final do primeiro ano do segundo grau, que foi também o primeiro ano nesse "mundo novo", aconteceu algo inusitado, que me ensinou muita coisa. Na aula de educação física, estávamos jogando futebol e eu, em um lance, caí na quadra de concreto, meus colegas me levantaram do chão pelas axilas e fiquei paradinho em pé e eles me perguntaram "Está tudo bem?". Eu disse que sim e tentei dar um passo.

Acordei no leito do Hospital Santa Isabel, com a minha mãe ao lado da cama. Tive um trincamento da espinha ilíaca, que, de maneira bem simples, é o osso na lateral da frente do quadril, que faz parte da bacia.

Ali começaria um novo desafio. Estar preso em uma cama. Claro que para um jovem de 15 anos, não seria nada de mais. Seria só esperar que os ossos se juntassem. Mas no momento, a experiência de ser transportado de maca da ambulância para dentro de casa, me impressionou. Eu pensava: "Caramba! Estou em uma cama. E agora?". E nesse ponto, me instalei na realidade.

Sem reclamar, nem blasfemar. Pensava comigo mesmo: "Bom, essa é a situação de momento. O que posso fazer para ser o melhor possível dentro desse cenário?".

> **Isso é viver o hoje. É estar no agora, utilizando de todas as condições para ser o melhor possível.**

E entenda: não estou falando sobre ser melhor que ninguém. Estou falando de fazer o melhor possível com as condições dadas.

Acredito que seja a melhor maneira de pensar, principalmente, quando falta quase tudo.

3.1. O QUE É PROPÓSITO?

As pessoas acham que propósito é algo externo, alheio a nós, que encontramos sem mais nem menos, e não é assim. É comum hoje em dia, inclusive, tratar o propósito como uma coisa quase mística, mas calma!

> **Propósito é algo que está dentro de nós, e é ele que dará a liga necessária para a construção das suas metas e objetivos.**

Propósito pode ser trabalhado, por isso associo à imagem de uma estrada. Acredito que seja a maneira como a pessoa interage com o todo à sua volta, como serve ao mundo com suas aptidões, das suas habilidades e do seu esforço. O meu propósito aqui não é dar aula, dar aula é uma atividade, o propósito é ajudar pessoas a terem uma vida com mais consciência, com mais conhecimento.

> **Eu estudo, absorvo o conhecimento e replico; meu propósito é que as pessoas tenham uma vida com mais significado.**

Para quem vive seu propósito, é muito simples, a pessoa simplesmente é aquilo; quando desfruta do propósito entende que é uma coisa sistêmica, é uma coisa só.

Exemplo: ter a motivação para acordar antes do despertador, como se todo dia fosse um dia de viagem, um dia de domingo, e quando estamos com essa ideia, a vida gira de uma forma diferente.

Por que as pessoas vivem o desejo pela sexta-feira? Porque na sexta-feira terão a oportunidade de, por um tempo, serem quem desejam ser, e não quem estão sendo. Chega a ser uma coisa maluca, na nossa sociedade, mas é a mais pura verdade.

As pessoas esperam pela sexta-feira, porque estão enfadadas com o que fazem até aquele tão esperado momento, como se estivessem presas em uma cadeia e na sexta-feira às 18 horas, disfrutam da liberdade, como se abrissem as portas da prisão.

As pessoas têm liberdade para fazer o que quiserem, mas não fazem, ou não fazem o que gostariam de fazer a maior parte do tempo. Não conseguir controlar a hora de acordar, o que comer, o tipo de atividade. Como ter qualquer tipo de resultado na vida, se não consegue controlar o básico?

> **E tudo começa em um ponto: a decisão.**

Escuto todos os dias: "Ah! Como eu queria, mas estou sem energia, estou sem vontade". A maioria das interações via redes sociais é nesse tom. A pessoa não tem vontade de acordar porque sabe que vai fazer algo que não quer, está dessincronizada com o que gostaria de ser.

Vamos pegar um exemplo: você participou de uma promoção, e recebe uma passagem para qualquer lugar do mundo, com tudo pago. Basta chegar amanhã às 7h no aeroporto, embarcar e aproveitar a viagem. Se sentiria desmotivado? Ficaria com preguiça de acordar?

Às vezes, as pessoas ficam tão ansiosas que não conseguem sequer dormir, mas certamente estariam muito empolgadas e com muita energia, mesmo sendo um dia cansativo (as viagens com aqueles roteiros e horários).

E nós já entendemos que o cansaço é resolvido com o descanso. Tenho energia porque faço o que quero, o que me move, isso vem do propósito, da mesma forma que você nunca teria preguiça de acordar no dia de fazer uma viagem para Paris ou Dubai. O meu propósito é servir através da minha habilidade, adoro transmitir conhecimento e vivo isso, me preenche. Cada um de nós tem algo que nos move, e como é que encontramos isso? Não é uma regra, não é uma gaveta na qual se abre e encontra o propósito.

> **O propósito precisa estar em movimento – uma certeza é: deitado no sofá não irá encontrá-lo.**

No movimento é que vai encontrar, encaixar, é natural, acontece assim com todo mundo. Porque precisa viver todos os seus dias como se fossem de sexta-feira (às 18h) a domingo.

> **As pessoas querem tirar férias porque querem se desligar do que estão sendo, isso é falta de liberdade.**

Veja que loucura: passar 365 dias fazendo o que não se quer fazer para aproveitar 30 dias (férias), para viver o que se deseja, o que gostaria de fazer... Que vida é essa? Você não pode ser o que quer durante 365 dias? Tudo que mencionamos aqui sobre identidade e hábitos irão te ajudar nessa construção, não é um ato isolado, tenha a consciência.

Agora, trago esses exemplos, Elton John, Fernanda Montenegro, Warren Buffett e Cristiano Ronaldo, por que essas pessoas?

Quando era pequeno, ouvia meu pai dizer, normalmente em relação a cantores, atores, políticos já idosos: "ah, por que ele não para? Será que já não tem o suficiente para viver? Será que já não trabalhou o suficiente, o que esse velhinho está fazendo aí?". Esse é o ponto: essas pessoas não irão parar.

A Fernanda Montenegro, o Warren Buffett (um dos maiores investidores do mundo), ou o Elton John, não estão ali por causa de um contrato, ou porque precisam da remuneração; estão ali porque são aquilo. A Fernanda Montenegro não tira férias de ser a Fernanda Montenegro, ela é a Fernanda Montenegro. Eu não tiro férias de ser quem sou, posso estar em viagem, no final de semana em uma praia, mas continuo sendo quem sou. Temos o momento para tudo, hora de gravar vídeo, de dar aula, de ser aluno, de viajar, de descansar, mas sou o mesmo a todo momento.

Óbvio que têm momentos de descontração, uma atividade externa que foge da rotina. Mas não deixam de ser quem são, não precisam, eles são aquilo. A Fernanda Montenegro estará no palco enquanto puder; assim como Elton John, que irá continuar tocando piano, fazendo shows, enquanto achar que faz sentido; o Warren Buffett estará investindo, cuidando de empresas e de ações na Bolsa enquanto puder.

A imagem do Cristiano Ronaldo treinando com seus filhos ao lado, no dia do seu aniversário, com um bolo em cima do aparelho de musculação, também diz muita coisa. E não é pelo contrato ou por uma cláusula, vive o propósito dele, ele é o Cristiano Ronaldo, mesmo em casa está trabalhando no propósito. Acha que está insatisfeito? "Nossa, que chato, tenho que treinar!". Não. O Elton John? Acha que ele diz que não vê a hora de acabar o show para poder ir para casa? Não, claro que não, no palco ele está sendo ele, está vivendo o auge da habilidade, da aptidão que é ser um artista vendo as pessoas impactadas pela apresentação, emocionadas. Quando ele está no palco está sendo quem acredita ser realmente.

Você é aquele que diz, "tem que trabalhar, fazer o quê?". Tem? Por quê? Você não é livre, o que quer fazer? "Ah, se pudesse não estaria aqui". Então vá, construa a sua vida e é sério, não há limitação alguma.

Os pontos de partida podem ser diferentes, existem pessoas que estão mais à frente e pessoas que saem mais de trás. Assim é a vida, mas todo mundo tem uma chance, e você pode viver a vida que quiser.

Exercício

Escreva nas linhas abaixo o seu propósito, o que te faz levantar com a energia que você levantaria se fosse fazer uma viagem dos sonhos.

_____
_____
_____
_____
_____
_____
_____
_____
_____
_____

Copie estas linhas em locais que você acessa diariamente, para sempre que se sentir cansado. Lembre-se do que te move!

3.2. VOCÊ FAZ O QUE NÃO GOSTA E DEPOIS FICA CANSADO PARA FAZER O QUE PRECISA

Lembra do "sextou"? Chega em casa cansado, sem energia, para fazer o que gosta, o caminho mais fácil: televisão, distrações, redes sociais, videogame – o nosso cérebro quer o mais fácil, sempre. Você usa o tempo para descansar e acompanhar a vida dos outros, ao invés de construir a sua própria. Quando vê, passou um ano, dois anos, e quando olha para trás, só está colecionando Natais, vivendo uma vida no automático, sem sentido, uma vida sem amanhã.

Uma pergunta muito comum em uma entrevista de emprego, principalmente para vagas mais elevadas é como você se vê daqui a cinco anos? Uma pergunta importante que traz muito do que a pessoa tem como motivação na vida. Quando perguntamos para uma pessoa que vive o propósito, a resposta vem firme. Já as pessoas que vivem no automático, ou terão uma resposta ensaiada ou dirão qualquer coisa para poder passar para a próxima pergunta.

> **Responda:**
>
> **Como você se vê daqui a cinco anos?**
>
> _____
> _____
> _____
> _____

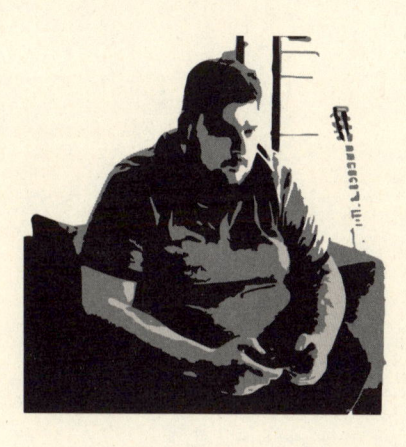

Quem mata tempo não é assassino, é suicida. Quem mata tempo está matando o seu tempo. Todos temos 24 horas no dia.

> **O resultado das nossas vidas é baseado no que fazemos nas 24h do dia, simples assim.**

É a sua decisão – televisão, distrações, redes sociais –, você pode achar que eu insisto, que sou chato; não é isso, veja no seu telefone quantas horas diárias gasta nessas aplicações, distrações. Você pode justificar dizendo que precisa se distrair, mas distrair do quê? Pergunte para alguém que vive seu propósito se ele precisa se distrair; não precisa, porque está vivendo. Tudo o que faz tem sentido e não precisa sair. A distração só é necessária quando se vive uma vida que não gosta de viver, tem que fugir da realidade.

> Esses ladrões do tempo,
> em uma conta simples de uma hora
> por dia, serão 365 horas por ano.
> Dá para aprender muita coisa, fazer
> uma pós-graduação, se especializar
> em alguma coisa.

São muitas as possibilidades que está jogando fora.

É tudo acumulado, os resultados na vida não vêm de um lance fortuito, nem para o lado bom nem para o lado ruim. Se usar essa hora por dia, pode atingir um bom nível de algum idioma em um ano. Pode trazer possibilidades de trabalho, é acumulativo. Um melhor trabalho trará mais recursos, que darão possibilidade de fazer outros cursos, começar a implementar os conhecimentos na carreira, na sua vida. O ciclo não para.

Pode encontrar uma atividade que seja mais rentável. Pode levar um tempo? Pode, mas começa aqui nessa uma hora por dia. Não estou demonizando, muitas pessoas me conheceram pelas redes sociais; adoro cinema; gosto de arte, teatro; isso não é fuga, é acréscimo, e sempre com uma dosagem dentro do que posso e não me atrapalha.

Dentro de uma vida equilibrada, todas as atividades têm seu espaço e contribuem positivamente para o indivíduo e não serão fugas de uma "vida que não quer viver".

E para ter essa nova realidade, não pode estar distraído, tem que estar atento, viver com intenção, sempre evoluindo, sempre dando saltos e quando isso acontecer não precisará distrair, será o que quer ser. Estará gerando valor para o mundo.

> **A melhor forma de conseguir o que deseja é conseguir que o maior número de pessoas consiga o que deseja.**

DAVID
NOVA
DAVID
AUM
DAVID
NOVA
DAVID
AUM
DAVID

4. O QUE VOCÊ REALMENTE QUER?

De vez em quando a vida vira de cabeça para baixo, e quase todos nós passamos por um momento em que perdemos o chão. Neste capítulo mostro como trabalhar o ponto de ancoragem da sua história, pelo menos na fase da vida em que está.

> **Esse ponto é a terra prometida, o farol que te guiará quando tudo parecer desmoronar.**

Da mesma forma, um maratonista, que mesmo já não conseguindo raciocinar direito, com a visão turva e quase desmaiando, corre rumo à linha de chegada, simplesmente, porque lutou muito para alcançá-la, porque representa tudo o que ele quer.

Perseverar, até o final, é a razão deste capítulo!

Brasil. O ano de 2018 começava e eu tinha "perdido tudo" de novo. Um calote do governo, aliado à nossa incapacidade de gestão, levaram a empresa que eu liderava com o meu sócio, desde 2011, à ruína. Os processos trabalhistas se acumulavam, contas eram bloqueadas regularmente e já não conseguíamos comprar material para entregar as obras que estavam contratadas.

Tínhamos contratos vigentes e não conseguíamos vender mais trabalhos, porque não tínhamos recurso. Vendemos tudo o que tínhamos, gradativamente, para as folhas de pagamentos, que já não passavam de meia dúzia e as rescisões necessárias. Me orgulho muito de nunca ter deixado nenhuma remuneração para trás, mesmo naquele rastro de destruição.

Eu morava de aluguel, meu apartamento depois de um longo período já havia sido confiscado e diariamente oficiais de justiça entregavam intimações de processos de cobrança.

E tive a "sorte" de reassistir ao documentário *O Segredo*, indicado por minha esposa. Foi o estalo que precisava. Eu via o filme no repeat, todo dia e ele me fez encontrar a direção que precisava.

Estabeleci meu ponto de ancoragem. Foi o que me fez seguir adiante e trabalhar na reconstrução dos escombros.

Com o pouco que sobrou, engoli o choro e parti rumo ao desconhecido, mas com um objetivo claro: ressurgir das cinzas.

66

Para ter uma nova vida, como uma fênix, é preciso ter clareza do que se quer, de fato!

Talvez, lendo este livro você pense: "nossa! É preciso saber, mesmo!".

4.1. PERGUNTE-SE

Quando tentamos desenvolver uma nova vida precisamos saber para onde estamos indo. Ao construir as camadas que irão compor essa nova vida precisamos ter um rumo, definir o caminho, afinal, para quem não sabe onde vai, qualquer lugar serve. Perceba que estou fazendo uma construção de base forte e sólida, já vimos identidade e propósito, para construirmos a nova vida. Uma analogia com a construção civil, estou construindo uma fundação enorme, profunda e larga, para o prédio ser mais alto.

EXERCÍCIO

Coloque no papel, desenvolva, comece, de fato, a se perguntar, pergunte ao seu coração e ele responderá. Faça essa meditação.

O que me faz feliz?

_____
_____
_____
_____
_____
_____
_____

Em que tipo de casa gostaria de morar e criar meus filhos?
_____
_____
_____
_____

Quais as cidades que quero visitar nos próximos dez anos?
_____
_____
_____
_____

Quais são as coisas mais importantes para mim?
_____
_____
_____
_____

Que tipo de caráter quero desenvolver?
_____
_____
_____
_____

Quais são os valores e princípios que quero cultivar?
_____
_____
_____
_____

Que corpo quero ter em cinco anos?
_____
_____
_____
_____

Que habilidades gostaria de desenvolver?
_____
_____
_____
_____

Responda essas perguntas, elas vão direto ao ponto e irão ajudar a construir o que deseja. Muitas vezes nos decepcionamos porque não sabíamos nem sequer o que queríamos, é o que acontece com a maioria das pessoas atualmente.

> Vivemos uma crise sem precedentes de ansiedade e depressão porque as pessoas não sabem o que estão fazendo.

E quando não se tem clareza é muito mais difícil acertar. Quase sempre haverá frustração. Vemos casos de pessoas que têm recursos financeiros, patamar social interessante, e vivem em depressão, passam por crises de ansiedade, porque chega um ponto em que nada conforta, nada preenche, porque só vai saber o que preenche quando souber o que quer, qual o seu papel aqui nesse mundo.

> **Seja específico no que quer e sua chance será muito maior.**

4.2. CADERNO DE OBJETIVOS

A ideia aqui é ser prático. Pegue um caderno e comece a desenhar seu futuro. Este exercício não deve ser chato e enfadonho. Esse caderno, que a partir de agora vamos chamar de caderninho, tem o poder de canalizar a sua energia, canalizar o foco na sua vida.

> **Tudo no que damos foco se expande, tudo que trabalhamos com hiperfoco, temos chance enorme de alcançar.**

Lembre-se de algum momento na sua vida, principalmente na infância até o final da adolescência, quando quis muito uma coisa. Algo importante ou uma coisa boba, você quis muito, acordava para aquilo, dormia para aquilo, comia para aquilo, passou a ser o seu mantra. Lembrou de algo? Eu tenho certeza de que sempre que fez isso, conseguiu alcançar. Com o passar do tempo, ao nos tornarmos adultos, perdemos um pouco essa capacidade de focarmos obsessivamente em torno de conquistar algo, temos muitas distrações, compromissos, responsabilidades e isso vira multifoco.

> **O caderninho te trará de volta ao foco concentrado no que deseja conquistar.**

Sempre no presente, nada de "gostaria", "eu queria", "quem sabe"; nada disso. **Eu sou, eu faço e eu tenho.** Escreva todos os dias, preferencialmente pela manhã, o que quer para sua vida. Vamos supor que queira morar em um determinado tipo de casa, queira ter uma profissão tal, objetivos familiares, de viagens, bens que queira adquirir, e coloque sempre no presente e com data.

Exemplos:

- ✓ Eu tenho 60 quilos, em dezembro de 2022;
- ✓ Eu tenho uma empresa que fatura múltiplos de 7 dígitos em 2030.

E isso vai dando sentido para a vida, e se prepare porque seguiremos sempre no caderninho, porque dá resultado.

O caderninho configurará a psicocibernética. Assim começa, de maneira repetida, o que deverá acontecer, quando não estiver pensando de forma deliberada. Lembre-se, o consciente ocorre apenas em 5% das nossas decisões diárias, seus resultados diários são guiados pelo que faz sem pensar. Nossa vida é uma sequência de padrões nossas atitudes cotidianas ocorrem sempre da mesma forma, escritas ao longo dos anos, na vida adulta os padrões já estão formados, precisamos reescrever, é difícil, mas conseguimos passo a passo, e o primeiro passo é esse.

O caderninho se tornará um hábito. Temos muitos hábitos na vida, alguns benéficos, outros não, mas em duas ou três semanas, a prática começará a ser tornar mais forte, mais recorrente. Somos compostos pelos nossos hábitos, e temos a chave para construir quem somos, construir a vida do futuro, reescrevendo-os. Trataremos de construir hábitos nos próximos capítulos.

Organize seu caderninho para o dia a dia. De um lado coloque tudo que quer para sua vida, e do outro lado irá tratar o seu dia em um formato agenda. O intuito aqui não é dar uma aula de organização e planejamento. A ideia é que coloque as tarefas macros do dia, as mais importantes, meia dúzia, e vincule as tarefas a seus objetivos. Ligue os pontos, que objetivo de vida cumpre essa tarefa.

Objetivos de vida — *Hoje*

eu sou _	em _	de _	atividade 1
eu tenho _	em _	de _	atividade 2
eu faço _	em _	de _	atividade 3
eu tenho _	em _	de _	atividade 4
eu faço _	em _	de _	atividade 5
eu sou _	em _	de _	atividade 6
eu faço _	em _	de _	atividade 7
eu sou _	em _	de _	atividade 8
eu tenho _	em _	de _	atividade 9

Abre-se um mapa diante de você e começarão a acontecer várias coisas. Por exemplo, irá notar que tem coisas que não o levarão a lugar nenhum, em relação ao que deseja para a vida e podem estar tomando grande parte do dia. Lembra da diferença entre o estado desejado e o estado atual? O que traz ansiedade, desmotiva, faz procrastinar? Mesmo que não note, se não conseguir ver a ligação de algo que está fazendo com o que gostaria na vida, perderá o sentido.

> **Comece agora.** Coloque um objetivo no seu caderninho, um objetivo no presente e com data. Por exemplo: "Eu tenho mil alunos on-line na escola em dezembro de 2022".
>
> _____
> _____
> _____

Agora vamos às atividades do seu dia. Coloque na folha, diretamente, ao lado, as principais atividades para o hoje. Poderão sair coisas do tipo:

- ✔ Preparar aulas;
- ✔ Gravar vídeos;
- ✔ Assistir seriados;
- ✔ Treinar musculação.

✔ _____
✔ _____
✔ _____
✔ _____

Agora ligue os pontos, associando a alguns dos objetivos que deseja para a sua vida.

1. Atividades que não estão relacionadas com nada do que você quer para a vida.

2. Itens que quer realmente para a sua vida, para os quais não está fazendo nenhuma ação.

Olhe para esse mapa e reflita. Ainda não tome nenhuma ação. Vá amadurecendo ao longo dos dias e dos capítulos. Apenas faça!

4.3. PAINEL DE VISUALIZAÇÕES

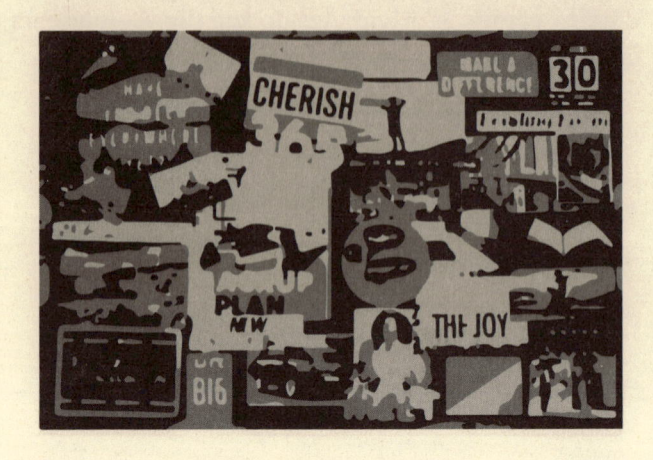

Esse é um exemplo de painel de visualizações e você fará o seu. Vai transformar aquela lista de objetivos do caderninho em algo visual, a importância é o direcionamento da sua psicocibernética começar a mexer com seu subconsciente, com seu inconsciente. A maioria das nossas decisões são tomadas de forma inconsciente, a quantidade de verdades, que estão no seu sistema, é que trazem os resultados, é uma reprogramação.

O objetivo principal é trazer uma programação subliminar, em que você vê sem perceber que está vendo, é a representação gráfica dos nossos desejos; quanto mais clareza tiver, mais fácil de realizar os objetivos. Use recortes, impressões, colagens, use imagens da internet, imprima, faça algumas cópias e coloque em lugares de fácil acesso.

Coloque tudo: a casa que deseja ter, os locais que deseja visitar, os bens que deseja adquirir, enfim, tudo.

Faça a tela de fundo do seu computador; um quadro a que

tenha acesso diário, perto do espelho, na porta da geladeira; tem que ter contato diário por pelo menos duas ou três vezes ao dia. A partir do segundo ou terceiro dia, você não mais o notará, mas não se preocupe, seu olho verá, pode parecer que não faz mais efeito, mas faz, não percebe de maneira consciente.

Tornando uma verdade na mente, aumentará, consideravelmente, as chances de atingir.

> **Se tenho em mente, terei na mão!**

O painel fornece vários *inputs* ao longo do dia e cria um vórtice no subconsciente, canaliza o foco para o que quer para si. Lembra quando quis muito aquilo, na adolescência? O princípio será o mesmo.

Pegue uma cartolina, uma folha grande, um quadro ou aquelas folhas de cortiça e faça o seu painel. Poderá ainda desenhar em algum software no computador (como o MS Word ou MS Power-Point) e imprimir.

4.4. NO QUE EU SOU BOM?

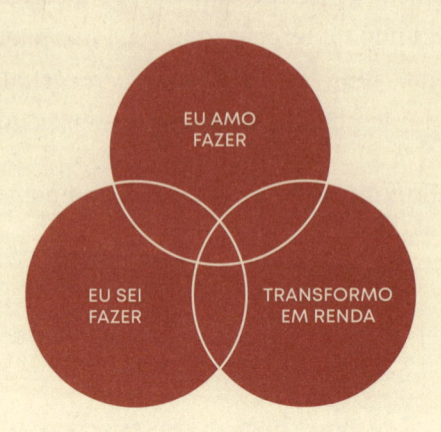

Você já pode ter visto esta figura e pode ter visto com dois ou quatro conjuntos, mas essa que uso é muito simples e fácil de entender. Em um círculo tem **o que sei fazer,** em outro **o que amo fazer** e um último, **como transformo em renda.**

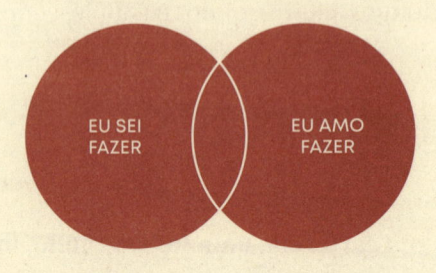

Quando tem algo que sei fazer e que amo fazer, vivo **a síndrome do professor**, sem demérito aos professores, até porque sou um. Quantas vezes não enxergamos em um professor aquela pessoa que "trabalha por amor, porque dinheiro que é bom, nada". Virou até piada por muitos anos em um famoso bordão "E o salário, Ó".

Temos que mudar essa engrenagem, eu sou professor e arrumei maneiras, desde que saí da sala de aula convencional, para monetizar minha paixão. Um professor pode gerar renda das mais diversas formas, trabalhando em instituições de ensino, pode empreender levando conhecimento de formas diferentes. Temos a internet com milhões e milhões de pessoas ávidas por conhecimento, cursos particulares.

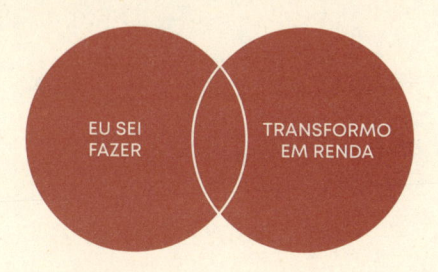

Uma pessoa transforma em renda algo que sabe fazer, mas se não for de dentro, pode até conseguir êxitos, mas faltará alguma coisa. Já deve ter visto quem tem uma profissão e chega em um determinado momento em que muda, porque não a preenchia mais. Acontece e é normal.

Um executivo do mercado financeiro, que trabalhava na Faria Lima, larga tudo e vai fazer escola de atores. Um que vende vinho na praia. Todos conhecemos algum caso parecido, que viram casos de sucesso.

> Onde há clareza, haverá sucesso, independentemente do que você chame de sucesso.

EU AMO FAZER · TRANSFORMO EM RENDA

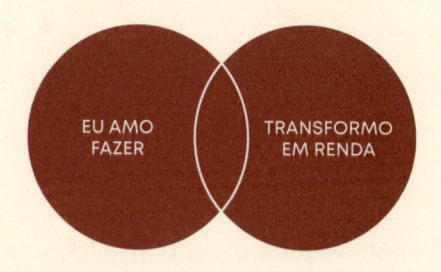

Uma paixão não pode ser simplesmente transformada em renda, só porque a pessoa ama algo. Por exemplo, uma pessoa que ama o futebol, dificilmente, transformará em renda por si só. Alguém que tentou ser jogador de futebol, mas não foi para a frente, não conseguiu. Não quer dizer que deva renunciar ao sonho, absolutamente. Ao esgotar todas as possibilidades, pode cursar, por exemplo, educação física, e após a graduação fazer um curso de árbitro.

Muitos técnicos de futebol são ex-jogadores que se aposentaram (a vida de plena atividade de um jogador de futebol é relativamente curta), mas temos também vários técnicos profissionais que não foram jogadores. Estudaram, se prepararam e hoje conseguem viver o sonho.

IKIGAI

É impressionante quando se desfruta dos três elementos.

O *ikigai* é um termo da cultura japonesa sobre o que é uma aptidão transformada em missão e depois em recursos necessários para uma vida abundante.

Se sei fazer algo muito bem e se amo fazer, preciso encontrar o formato ideal para transformar em renda. Sempre será o melhor cenário.

O que sabe fazer está conectado à primeira validação de quem é você, quando atinge esse equilíbrio terá tendência a uma vida com mais abundância, com mais propósito e razão de viver.

Vamos desenhar agora o seu IKIGAI, preencha os círculos com as atividades que você ama, no que você é bom e o que pode transformar em renda:

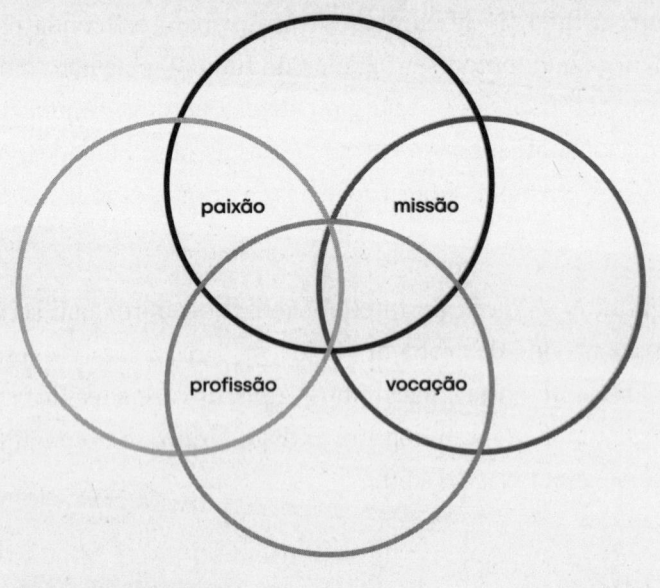

paixão — missão
profissão — vocação

☐ no que você é bom: _____

☐ o que você ama: _____

☐ o que o mundo precisa: _____

☐ o que você pode ser pago para fazer: _____

4.5. PARA QUEM ACHA QUE NÃO TEM VOCAÇÃO

Fiz questão de colocar este subitem, porque é comum as pessoas ficarem desalentadas por não conseguirem identificar um talento vocacionado. E o que seria isso?

É quando a semente cai em um terreno adequado. É quando Michael Jordan, ainda na adolescência, tinha noção clara de sua aptidão e foi encaminhado ao objetivo de ser um jogador de basquete profissional, ou quando Ayrton Senna se sentou em um kart, aos 8 anos. Ou ainda, quando Steve Jobs começou, durante a faculdade, a construir seus primeiros computadores em uma garagem e os negociou com um investidor da mesma forma que faria um gigante de Wall Street.

Sei que, para alguns, vem uma coisa na mente: "eu não sei qual o meu dom. Talvez eu nem tenha um". Nesse caso, trago boas notícias.

> **Para quem não tem um talento vocacionado, ainda, qualquer coisa que fizer de maneira intencional, consistente e diária (entre cinco e dez anos), trará a vida que deseja.**

Qualquer jovem que estudar razoavelmente, passar em uma faculdade de medicina, cursar os cinco anos e cursar uma especialização, poderá trabalhar por uma remuneração que ficará entre os 5% a 10% mais ricos do país.

Qualquer pessoa que estudar marketing digital ou ferramentas voltadas ao trabalho na internet, durante um, três, cinco anos, poderá faturar múltiplos salários mínimos mensais.

Qualquer pessoa com ensino superior que começar hoje a se preparar de maneira diária para um concurso público, por um, três, cinco anos, vai conseguir uma aprovação em alguma instituição que lhe dará boas condições para se desenvolver da mesma forma nos próximos três, cinco e dez anos.

Qualquer pessoa que se dedicar de maneira focada e se especializar em estética, informática, terapia, poderá desenvolver uma vida profissional satisfatória para suportar todos os seus desejos pessoais.

> **Não é difícil. O problema é que as pessoas vivem uma vida dispersa, sem intenção e voltada ao prazer imediato.**

Com o que já fez até aqui, nos capítulos *Quem é Você?*, *O que você realmente quer?* e encontre o seu propósito, poderá iniciar essa jornada rumo a uma nova vida, tendo encontrado o seu talento nato ou não.

> **EXERCÍCIO**
>
> **Se o dinheiro não existisse, o que você faria? Qual seria o seu papel no mundo?**
> _____
> _____
> _____
> _____
> _____
>
> **Já viu alguma reportagem sobre prêmios de loteria acumulados, do tipo, o que faria com dez milhões?**
> _____
> _____
> _____
> _____
> _____

Algumas pessoas não fariam nada, viveriam de férias; provavelmente não se encontraram ainda, não sabem qual é o seu papel no mundo, vivem uma vida vazia, vivem no replay, cumprindo obrigações. O vazio toma conta.

O exemplo do Elton John, que ainda está nos palcos, e não está ali pelo contrato, não é pelo dinheiro, é porque ele é um músico e vive aquilo.

> Tem a ver com propósito, com o servir ao mundo com seu talento, aptidões e com o seu esforço.

4.6. COLOQUE EM PRÁTICA

Faça os exercícios, coloque em prática, trace objetivos de forma clara e eles trarão o foco. A psicocibernética irá te levar até eles. Lembre-se, tomamos atitudes cotidianas inconscientemente.

> **Construa hábitos e os hábitos construirão você.**

Ative o vótice hipnótico – se quer muito algo, acorde para isso, durma para isso, coma para isso, coloque foco e fatalmente terá êxito. É, praticamente, uma fórmula para atingir os objetivos que planeja.

Não precisa nem de um caderno, se não tem ainda, faça com uma folha de papel, faça o painel de visualizações. Escreva o que quer e organize o seu dia, desenhe os quadrantes do que sabe fazer, o que ama, e como transformar em renda. Em relação ao seu corpo coloque ali também, com clareza no que deseja, especifique.

No início, é difícil, temos que dar muito embalo, mas depois, a coisa vai por si só. Seus hábitos e a psicocibernética irão te empurrar e, pouco a pouco, será preciso menos esforço para reproduzir os padrões.

O que faz hoje, apenas reproduz os já instituídos padrões, com pouco esforço, onde não pensa para viver dessa forma, você apenas vive. Da mesma forma, vai acontecer quando estiver apenas executando esses novos padrões, muito mais assertivos de acordo com o que deseja. Leva um pouco de tempo, mas todos nós podemos conseguir.

DAVID
NOVA
VIDA
MAU
VIDA
NOVA
VIDA
MAU
VIDA

5. COMO AS CRENÇAS FUNCIONAM?

Para uma nova vida nos pautaremos na reescrita de crenças. Vou contextualizá-las. Especificamente, sobre relacionamentos, finanças, mercado de trabalho, profissão, saúde e corpo.

E o que são crenças? Já deve ter ouvido muito sobre isso. As crenças são o conjunto de verdades que temos na vida, o conjunto de verdades na mente. A partir do segundo trimestre de gravidez já começamos a ter uma mente consciente, até os 6 ou 7 anos somos uma tela em branco e absorvemos tudo que nos é colocado (*inputs*), por exemplo, se você nasce no Brasil fala português, se nascer em Tóquio fala japonês, e assim por diante.

Para uma pessoa que fala português, é natural falar português, tanto quanto andar, respirar e mexer os braços, como é natural para bebês com pais de duas nacionalidades diferentes e que têm contato com eles, falar as duas línguas de forma nativa.

> **As crenças são o nosso sistema-base, nosso conjunto de verdades construído desde o nascimento.**

Hoje, se disser para um adulto que ele pode voar de forma natural, ele nem sequer irá cogitar essa hipótese, porquê está lá, no seu conjunto de verdades, que humanos não voam de maneira natural, não irá nem pensar nisso. E essas verdades estão muito bem escritas no nosso software, justamente para isso.

> **Nem tudo que aprendemos como "verdades" são verdades mesmo.**

Daí vem o termo, **crenças limitantes,** porque nos limitam, nos impedem de ter o que queremos de maneira consciente.

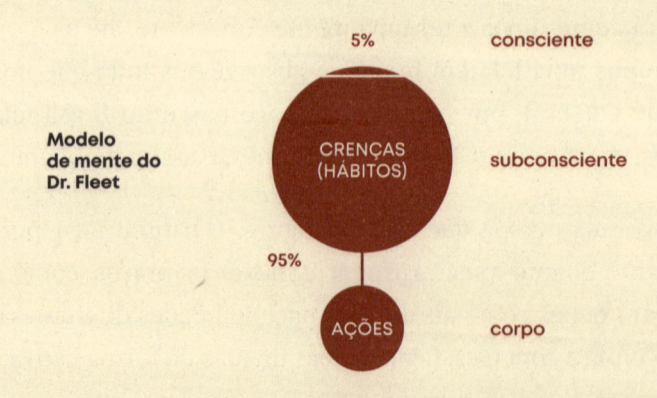

Modelo de mente do Dr. Fleet

- 5% consciente
- CRENÇAS (HÁBITOS) — subconsciente
- 95%
- AÇÕES — corpo

Temos aqui um modelo escrito pelo doutor Thurman Fleet, na década de 1960, que fez a afirmação de que até os 6 anos de idade somos uma folha em branco. Estamos em estado sugestivo enquanto somos bebês, e, quando crianças, recebemos os *inputs*, colocamos a mão no fogo porque ainda não recebemos a informação que aquilo queima. A partir do momento em que nos queimamos, começamos a aprender como funciona e não colocaremos mais a mão no fogo. Tivemos a experiência.

Pais, professores, parentes e amigos do pequeno ser vão dando *inputs* naquela folha em branco que ainda não tem consciência; e assim se forma o sistema de crenças. Em um determinado momento, o indivíduo começa a ter consciência, começa a tomar decisões de maneira consciente e gradativamente passa pela adolescência e chega ao início da fase adulta.

No início da fase adulta tem o sistema de crenças pronto. Claro que nunca deixa de estar em uma eterna escrita, mas nessa fase já tem o sistema de crenças praticamente imutável. Dependendo de um trauma, ou alguma ação muito específica será difícil recriar, reescrever o que está ali, mas é possível.

No auge da vida adulta, nossas decisões diárias são tomadas de maneira automática, desde que acordamos até irmos dormir.

❝
Repetimos tudo, a cada dia, e os resultados previstos passam do avô, para o pai e para o neto.

Os padrões se repetem, coisas como time de futebol, ideologia, coisas nas quais acredita, vêm do que aprendeu, vêm do seu pai, vêm dos seus formadores, parentes mais próximos, pessoas que estiveram em contato, no começo da formação.

E nessa passagem para a vida adulta, quando passa a ter plena consciência, nesse momento, todo o subconsciente já está gravado (como uma fita VHS), o que está ali vai ficar. Somos uma eterna repetição dos nossos padrões, pois, como já disse, apenas 5% do nosso dia é decidido de maneira consciente. O restante é pelas crenças, hábitos e padrões. E, por isso, nem sempre mudamos ao aprender algo novo.

Essas são as suas crenças. Veja o resultado que tem hoje e se pergunte onde gostaria de ter um resultado diferente. Estamos aqui para "uma nova vida", e precisamos olhar para nossas crenças. Porque não adianta apenas de maneira consciente querer mudar algo, não irá vencer a luta, pois está governado pelo automático. Por isso, a necessidade de rever as crenças e os hábitos.

❝

Seus resultados são construídos pelo que faz de maneira repetitiva.

Trabalhando crenças e hábitos pode se reescrever por completo, se esculpe em todas as áreas da vida, se reedita totalmente.

Quantas pessoas vão a palestras, seminários, eventualmente compram um livro e por um momento pensam, "agora, sim, vou mudar", saem decididas e passados alguns dias voltam a ser o que sempre foram. Por que não vencem essa luta? Temos que reescrever as crenças, temos que trabalhar o que está no automático, de maneira consciente. Sem isso, será uma batalha inglória.

No fantástico livro *Trabalhe Quatro Horas por Semana*, Timothy Ferriss, basicamente, traz a ideia de trabalhar poucas horas por semana, ter liberdade financeira e qualidade de vida, de maneira consciente. Crenças que dizem que é preciso trabalhar muito, "Deus ajuda quem cedo madruga", porque viu o pai acordar às 5h para trabalhar a vida toda, foi criado naquele contexto.

Quando alguém diz "trabalhe quatro horas por semana e tenha sucesso", a pessoa compara com o que está na sua base de dados, a mente analítica consulta esses arquivos em milésimos de segundos, e poderá retornar "ah, esquece, é balela, isso é para vender livro. Você não aprendeu como é que se ganha vida, trabalhando de sol a sol?". E a mente devolve sem aplicar.

A pessoa pode até querer utilizar aqueles conceitos, mas o subconsciente não deixa. Por essas e outras é tão difícil mudar, mesmo quando se busca conhecimento. É preciso entender o mecanismo.

De onde as crenças surgem? Quantas crianças não foram ninadas por aquela canção "eu sou pobre, pobre, pobre de marré, marré, marré?". Não é uma crença sendo escrita? É o software sendo escrito, "deixo a vida me levar, vida leva eu" ou ainda "o motivo todo mundo já conhece, é que o de cima sobe e o de baixo desce", "se não tenho tudo que preciso, com o que tenho fico"; "o rico cada vez fica mais rico e o pobre cada vez mais pobre".

Como vou dizer para a pessoa que pode ter a condição que quiser, se ela tem gravado que o rico cada vez fica mais rico e o pobre cada vez fica mais pobre? Que nesse país só ganha quem rouba ou se é jogador de futebol?

> As crenças repetidas, dia após dia, aprendidas por meios como TV e músicas, ditam os padrões comportamentais, por entrarem por uma via lúdica, que potencializa o aprendizado.

Há também as crenças políticas. Quantas vezes não ouviu que a culpa da pobreza é porque existem pessoas muito ricas? Dizem até que política, religião e futebol não se discutem, exatamente, porque não se pode discutir com uma crença, é impossível.

Crenças religiosas, como a que ouvimos que "é mais fácil um camelo passar no buraco de uma agulha que um rico adentrar no reino dos céus". Não estou criticando religião, até porque as religiões ao longo do tempo deturparam muito o entendimento da palavra. Jesus falava sobre a abundância.

Vim de condição adversa e sei como as coisas funcionam, vivi na pobreza, sem um teto e entendo como esse sistema nefasto funciona, mas todo mundo tem uma hipótese.

Todos temos uma chance, não importa o seu ponto de partida e nem onde está hoje. A única coisa que não pode acontecer é viver e deixar acontecer ou esperar chegar sexta-feira para esquecer e se distrair. É preciso tomar as rédeas da sua vida, não importa o ponto onde esteja agora.

Uma das crenças mais comuns, sobre relacionamentos, é a de que homens (namorado, marido) são todos iguais. Onde nasceu isso? Muitas vezes, a criança presenciou um relacionamento conturbado, ouvia a mãe repetindo que o pai era cafajeste e, mais tarde, assume como verdade, cresce com uma visão totalmente arranhada sobre relacionamentos. Pode ter passado por um divórcio dos pais, privação da presença, falta de suporte paterno nos momentos importantes da formação. Às vezes, vê e entende que a relação causou a ruína da mãe, que sofre e não desfruta de muitas coisas, porque sozinha é mais difícil.

Se for menina, por exemplo, como vai enxergar o que é uma relação? É uma crença muito bem escrita, com caneta esferográfica preta, que pode ser pior, em casos de situações traumáticas.

Nós replicamos padrões de que "nunca devo colocar as minhas necessidades antes das dos outros", é uma crença. Tem que se colocar em primeiro lugar, você é o centro do seu mundo e o outro é o centro do mundo dele. Nós, como prioridade do nosso mundo, temos que servir aos que estão ao nosso redor, mas se colocando como prioridade, porque se não estiver bem, não conseguirá cumprir a sua missão.

Outra crença sobre os relacionamentos: "preciso encontrar alguém que me faça feliz", essa é a maior falácia da nossa geração, da nossa sociedade. Não existe alguém que te faça feliz; o mecanismo de estar feliz ou estar triste é estritamente individual, não existe ninguém que vá te fazer feliz, a decisão de ser feliz ou ficar triste é sua.

Você pode trazer gatilhos que fazem com que fique triste, mas a decisão é sua.

> **Devemos ter a ordem certa, que é o ser, fazer e ter.**

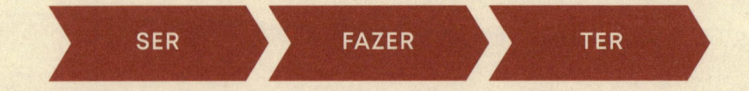

SER → FAZER → TER

Não condicione a felicidade a nada. Posso até encontrar alguém que me faça rir, mas ser feliz é uma decisão que só cabe a mim, quando nasci, não houve um condicionamento na felicidade.

> **Todos viemos ao mundo para sermos felizes e desfrutar, não importa no que acreditemos.**

Algumas pessoas dizem, "seja feliz, mas pague os boletos". Quando pergunto o que precisam para serem felizes, dizem não ter mais dívidas e encontrar alguém.

Não pode condicionar a sua felicidade, é limitante. "Só vou ser feliz quando encontrar alguém, será? Só vou ser feliz se não tiver mais dívidas", será? Certeza que não.

A ideia aqui não é fazer nenhuma sessão de psicanálise (talvez te motive a uma), mas é entender como as crenças funcionam, por que pensa dessa forma. Por que será que não tenho resultados na vida amorosa? Por que será que não tenho resultados na vida financeira? Na área da saúde? Será que não tenho crenças? Veremos todas elas de forma segmentada em um novo corpo, uma nova conta bancária e uma nova carreira.

Tudo pode ser reconstruído – um sedentário pode se tornar ativo, um obeso pode se tornar uma pessoa magra, uma pessoa pobre pode se tornar uma pessoa rica, uma pessoa rica pode se tornar uma pessoa pobre –, tudo pode ser reescrito, temos o papel e a caneta da vida e cabe a nós escrevê-la.

Ensino todos os dias no Instituto e nas redes sociais, que cada um tem o seu papel e a caneta. Realize, pense sobre as crenças, como funcionam e como guiam você, hoje.

Comece uma reflexão sobre quais crenças podem te bloquear em algum aspecto.

Quando digo que pode ser rico e que pode ter a forma física que deseja, isso arranha no seu ouvido? Se arranha, se incomoda, é porque tem algum bloqueio no qual acredita internamente. Ouve e concorda conscientemente, mas subconscientemente é logo descartado.

Da mesma forma, pode estar acontecendo, em alguma área, algo negativo, por alguma crença. Crenças sobre forma física como "não comecei a dieta ou a atividade física porque não estou motivado; na minha família são todos gordinhos, não tenho como emagrecer; tenho genética para engordar; não importa quais os alimentos ou o quanto como, sempre engordo; não como nada, não sei como engordo; não consigo emagrecer porque meu metabolismo é lento; não gosto de academia, não gosto de exercícios físicos; jogar comida fora é pecado" (com essa inclusive, tenho que lidar todos os dias).

Outras crenças, "prefiro ser inteligente a ser bonita, beleza não põe mesa, prefiro a beleza interior". Às vezes, o colesterol está nas alturas, mas a pessoa fala, "estou bem, estou com sobrepeso, mas meus exames estão ótimos".

> Para ressignificarmos as crenças, precisamos aplicar o autoconhecimento e o autocontrole e tudo começa pela ciência das coisas, estabelecendo quais serão os novos padrões.

EXERCÍCIO

Escreva em frases o que te impede de ter a vida que deseja e ao lado o oposto positivo delas.

O que te impede	Oposto positivo
_____	_____
_____	_____
_____	_____
_____	_____
_____	_____
_____	_____
_____	_____
_____	_____
_____	_____
_____	_____
_____	_____
_____	_____
_____	_____
_____	_____
_____	_____
_____	_____
_____	_____
_____	_____

DAVID
NOVA
VIDA
MAU
VIDA
NOVA
VIDA
MAU

6. É PRECISO SENTIR

Finalmente era Ano Novo. O ano 2000 havia chegado e o mundo não tinha acabado. Boa notícia! Seguimos.

Estávamos à volta da TV, um modelo muito usado por vigilantes e porteiros de 30 anos atrás. Em preto e branco, tinha rádio embutido e a tela não era maior que um smartphone dos dias atuais. Mas era verão e o com ele o vento de boas-novas soprava.

Eu faria 16 anos em quatro dias e poderia novamente procurar emprego. Minha mãe tinha feito trabalhos temporários como assistente de cozinha em uma escola e meu pai também, como ajudante em alguma obra. Tínhamos energia elétrica e eu já tinha feito o processo de fisioterapia. Já estava pronto para outra.

Em fevereiro nos mudamos para uma casa. No sul chamamos esse tipo de construção simples, de madeira e, geralmente, pequena de "meia-água". Era no mesmo bairro, mas no alto (no alto mesmo) de um morro. O clima lá em cima parecia até diferente do "lá debaixo".

Nos mudamos e minha mãe havia recebido um vale-alimentação da assistência social de R$20 e disse: "Pode escolher o que você quiser para a gente almoçar amanhã". Era sábado de manhã e fomos ao mercado. O que eu escolhi? Carne!

Compramos carne, Coca-Cola e carvão. Montei a churrasqueira com tijolos, tirei a grade de dentro do fogão (era bem velho e não faria diferença ter mais alguns queimados) e fizemos um belo churrasco. O caminho mais comum seria viver o momento como se não houvesse amanhã. Fizemos diferente.

> **Vivemos aquele momento prometendo que todos os momentos, a partir de então, seriam daquele jeito.**

Meu pai se juntou a nós e prometemos que comeríamos carne sempre que quiséssemos, independentemente da situação.

Não dissemos uma palavra e nem precisava. Essa mensagem estava na nossa troca de olhares e no inconsciente coletivo. Apenas sentimos e tomamos a decisão. Nunca mais deixei de comer carne quando bem entendesse.

Quando falo sobre sentir, algumas pessoas acham (digamos) um pouco *hippie,* paz e amor, mas vou contextualizar de maneira técnica. Os sentimentos e emoções determinam a qualidade das ações e, como consequência, a qualidade do que acontece na sua vida. É importante ter a percepção emocional do que está sentindo, porque esses sentimentos se transformam em ações e motivações e determinam a vida que você tem.

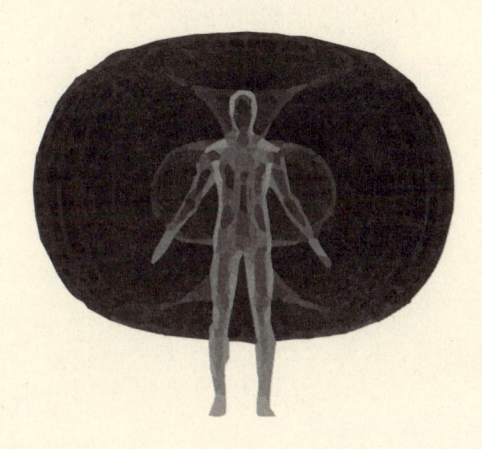

Somos uma grande antena, o nosso campo eletromagnético, gerido pelo coração e pelo cérebro, é mensurável, inclusive, com multímetro. Quando ocorre alguma anomalia cardíaca é necessário o desfibrilador, que emite um choque, em uma determinada tensão e frequência que ajuda o seu coração voltar ao ritmo de batimento. Os exames cerebrais também são feitos por meio de eletrodos, somos movidos a frequências e pulsos elétricos.

> **Você não atrai aquilo que quer. Atrai aquilo que sente.**

Atração também tem a ver com frequência e sintonia, por exemplo, quem tem dificuldade de convívio, de relacionamento, nutre sentimentos e fica mais perto de pessoas, mesmo quando falam que não gostam desses mesmos tipos. A partir do momento em que colocam para o Universo (fofoca, maledicências), acabam atraindo mais do mesmo.

> Sua vida é determinada pelo que sente, o que sente se transforma no que pensa e, então, em ações.

SENTIR ▶ **PENSAR** ▶ **AGIR**

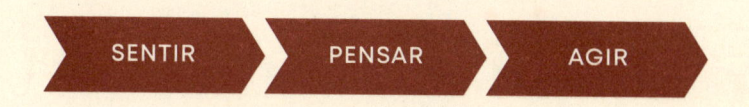

Se eu disser agora: não pense em um elefante cor-de-rosa! Você pensou, não é mesmo? A mente, do ponto de vista do sentimento, não entende o não, sempre foca a atenção para o que pensamos.

Se penso todos os dias que não quero dívidas, quero pagar minhas dívidas, no que estou pensando? Em dívidas. Temos que transformar o negativismo em positivismo, por exemplo, "eu quero, eu vou, tenho dinheiro para honrar todos os meus compromissos, sempre no positivo, tenho o dinheiro necessário para pagar pelo o que consumo".

Quando começa a vibrar dessa maneira, sua vida começa a ter outro fluxo. Não veremos uma pessoa, que vive em abundância, ancorada no negativismo. Jamais os veremos queixosos, estão sempre pensando em como resolver. No momento em que começa a pensar em soluções, a vida começa a girar em outra frequência, você atrai o que sente. Existe um ditado que gosto de contrapor, que diz assim: você é a média das cinco pessoas ao seu redor. Digo que é o contrário.

> ❝
> **As pessoas ao seu redor são o resultado do que você é.**

Por meio dos seus comportamentos, dos seus pensamentos, sentimentos e ações, você atrai as pessoas iguais a você.

Quando está em uma vibração ruim, acaba ficando cada vez pior, por exemplo, sabe aquele dia que, como diz o ditado, "acorda com o pé esquerdo"? Tudo dá errado porque está em uma vibração ruim. Eventualmente, teve uma situação ruim de sono, algo te deixou nervoso ou com medo e, assim, o seu dia irá todo para essa frequência que acabou de atrair.

É incrível quando está atrasado e fica preocupado, fica vibrando naquilo, fica nervoso, tudo corrobora para que se atrase ainda mais, o elevador demora mais, o estacionamento está lotado ou tem um carro trancando sua vaga, tudo acontece no dia que está atrasado. Claro, porque não atrai aquilo que quer (chegar rápido), atrai aquilo que sente (estou atrasado).

Emitimos vibrações a cada segundo, basta pensarmos em algo específico para abrirmos a porta para a manifestação, através da nossa frequência, da nossa energia. Temos a capacidade de cocriar, de certa forma, a nossa realidade. Sim, você atraiu coisas, da mesma forma como acontece quando está atrasado.

> **Você cocria a sua realidade. Sei que parece frase de calendário, mas o seu mundo muda quando você muda.**

Quando estiver tomado de sentimentos negativos, se não tomar uma atitude, ele irá ocorrer na mesma batida, continuará com a mesma frequência. O cliente irá te tratar mal, vai cancelar o contrato, seu chefe irá te chatear, seus filhos trarão algum tipo de desencontro, durante o dia e no decorrer da semana, e quando acontecer dirá "estou em uma maré de azar". Quando acontecer, interrompa! Interrompa e comece a alinhar a energia, alinhe seu sentimento e pensamento e as coisas começam a fluir de maneira diferente. Muitas vezes fazemos de maneira intuitiva, quando nos sentimos mal e vamos para algum lugar nos reconectar.

Eu, por exemplo, gosto de ficar sozinho e escutar música, algumas pessoas gostam de se deitar, outras de dar uma caminhada, ir a um parque, respirar ar fresco; sabemos que precisamos daquilo, e agora você sabe o porquê, sabe que pode alterar, para melhor, o andamento do seu dia.

Vou mostrar como podemos construir os nossos dias de maneira proposital, de maneira consciente, com bastante intenção. Para iniciar o assunto, cito um experimento da Universidade de Cleveland, com dois grupos, o primeiro grupo fez atividade física convencional, seguiram um plano de treino todos os dias na academia. As pessoas tiveram um aumento de 30% de massa muscular. O segundo grupo fez apenas visualizações e obteve um aumento de 13,5% de massa muscular.

> **A conclusão é: temos o poder de criar algo para o nosso corpo, mentalmente.**

Agora, imagine o quanto é potencializado quando os pensamentos são unidos a uma ação consistente e coordenada?

Um piloto de automóvel, por exemplo, tem todo o circuito que irá competir armazenado na mente, alguns usam até um simulador do cockpit para praticar. Um piloto profissional de Fórmula 1 seria capaz de percorrer o circuito de cor, sabe o momento exato de cada curva, cada marcha, aceleração, frenagem e tempo.

Um atleta olímpico tem na cabeça o momento exato de cada passada, cada momento e ritmo da prova, seja uma corrida de 400 metros ou uma maratona, sabe tudo de cabeça. É a alta performance, algo super-humano; mesmo não sendo atletas olímpicos podemos praticar atividades com maestria, como um atleta olímpico ou um piloto de Fórmula 1.

A função do caderninho é trabalharmos da mesma forma que os cartões de visualização no estudo de Cleveland. É começarmos a escrever o que queremos na vida.

Por isso, insisto, você irá anotar tudo o quer para a vida, o que será, o que vai fazer, o que vai ter, e quando começar, uma mentalidade diferente passará a ser construída. Terá mais energia, porque as ações são movidas pelo que você pensa. Coloque em prática, desde o primeiro dia, todos os exercícios propostos.

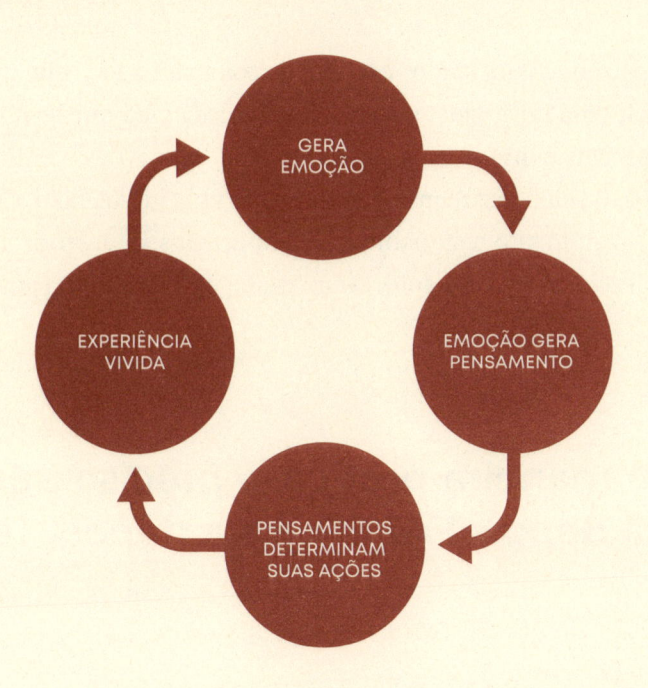

```
        GERA
       EMOÇÃO

EXPERIÊNCIA          EMOÇÃO GERA
  VIVIDA              PENSAMENTO

      PENSAMENTOS
      DETERMINAM
       SUAS AÇÕES
```

A partir do momento em que vive uma experiência é gerada uma emoção; a emoção gera um pensamento; os pensamentos determinam as ações e essas ações geram uma experiência de vida. Querendo ou não, é um ciclo e sempre irá acontecer, é assim que funcionamos, e é plenamente possível dominar o que estará nesse ciclo.

> **O caminho para interromper é tomar as rédeas do pensamento. Ele irá determinar as ações, e as ações geram uma experiência, e esta te trará a emoção.**

Fazendo isso, somos capazes de construir a vida que queremos ter, uma nova vida, você é o escultor da vida que leva. Controle os seus pensamentos e controlará as suas ações e emoções, controle o seu pensamento e tenha a sua vida na sua mão. Com o autoconhecimento e autocontrole, começamos a construir a vida que queremos. Seja condutor e não passageiro da própria jornada.

> **De maneira prática, é preciso SER para depois FAZER, para depois TER.**

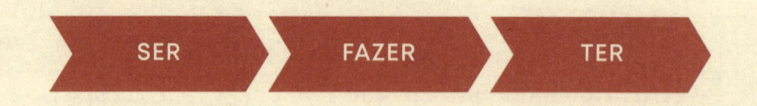

SER → FAZER → TER

O intuito desse fluxo é mudar o ciclo, o pensamento, a ação, a emoção, a experiência. Quero SER antes de TER, quero SER antes de FAZER.

Vou direto à maior das queixas do dia a dia, que é a questão do dinheiro. Se quer ter dinheiro, tem que ser uma pessoa que tem o dinheiro primeiro; se quer ter um corpo em forma, seja qual for, tem que ser essa pessoa primeiro. A partir do momento em que se torna a pessoa, será mais fácil a transformação, que ocorre de dentro para fora.

Na prática, as pessoas me dizem "Queria ter dinheiro, muito dinheiro", e digo, é justo, é digno, cada um pode desejar ter o que quiser, mas por que quer ter muito dinheiro? "Quero comprar o que quiser, quero viajar". E eu continuo, por que quer isso?

E sigo perguntando, até chegar à resposta: "Porque poderei cuidar plenamente do meu filho". E eu faço a derradeira pergunta: E como você se sentirá quando isso acontecer? E recebo a tão esperada chave: "Me sentirei **feliz e grata(o)**".

Viu? Sempre termina no que move a pessoa.

> **❝**
> **Que tal inverter? Ao invés de condicionar o "ter dinheiro para ser feliz", tentar o seja feliz hoje, aqui e agora, sem condicionantes, e assim sua vida destrava.**

Seja feliz, cuide dos seus filhos, hoje, sem condicionantes. Com você no estado correto de ser, suas chances de conseguir cuidar do seu filho serão muito maiores e, provavelmente, você poderá ter, enfim, uma certa quantia de dinheiro. Mas talvez nem queira mais tanto assim, porque, afinal, o que realmente importa já será vivido. O dinheiro, no caso, apenas soma. Que é como nunca deveria deixar de ser – uma soma.

Se não parar agora de querer TER para SER, será um eterno comprador de si mesmo. Vemos exemplos diários de pessoas que colocam a emoção, a razão de ser e existir em alguma coisa, desde um celular de último modelo, carro, casa. Não há nenhum problema em ter o objetivo de ter qualquer coisa, só não pode ser a razão de ser.

Alguns dizem que só serão felizes quando tiverem a sua casa. É o princípio do fim, porque nunca terá fim. Virá o modelo de telefone mais novo, o carro mais novo; a alegria de ter algo dura pouco tempo, porque não está sendo trabalhado o SER, está sendo trabalhado o TER, e fica na eterna roda de ratos.

Sabemos que existem tantos casos de pessoas com muitos recursos materiais e que vivem de maneira infeliz, e podem evoluir para casos graves, e chegar inclusive ao suicídio, infelizmente. "Mas ele tinha tudo, tinha casa, carro, carreira. Não entendo por que fez isso".

> **Essa é a prova que o SER não tem nada a ver com o TER.**

Acontece com tudo na vida, inclusive nos relacionamentos, como o famoso: "quero encontrar alguém que me faça feliz". Seja feliz primeiro, esteja nessa vibração primeiro, esteja na frequência para ter uma pessoa com a qual se relacionar, se casar, constituir família e viver muitos anos, se for essa a sua vontade. Isso não é dito nos bancos de escola, a sociedade não fala, mas as pessoas, desde sempre, conduzem a vida de maneira errada, baseadas em ter e fazer e não baseadas em ser.

> **A partir de hoje espero que você mude o ciclo, passe a SER primeiro.**

Seja a pessoa que tem uma boa forma física, **seja** a pessoa que faz exercícios, **seja** a pessoa que lê um livro por mês, **seja** a pessoa que corre maratonas, **seja** a pessoa que tem dinheiro, **seja** a pessoa que tem um grande amor.

Seja essa pessoa primeiro, e assim as coisas começam a acontecer. Sei que é um choque de realidade, de cultura, de crenças de décadas de vida, mas precisa começar, é o princípio da mudança. E, finalmente, faça a visualização poderosa, o último exercício proposto, coloque em prática o mais rápido possível. Usei o exercício em vários momentos e sempre funcionou.

EXERCÍCIO

Pense em três coisas que deseja muito na vida, faremos um por vez.

1. Comece a visualizar, por exemplo, uma viagem, um lugar que queira muito conhecer, talvez queira ser aprovado em um concurso público, ou se graduar na profissão que deseja.

Cada um de nós tem algo que nos move. Quero que escolha uma música para a sua visualização. Há apenas um requisito: não pode ter nenhuma associação emocional, não pode trazer lembranças (de infância, familiar, amorosa).

_____

_____

2. Depois escolha um cheiro, não importa se é um perfume, uma fragrância ou essência.

Por exemplo, tenho memórias musicais e olfativas de diversas fases da vida. Quando ainda morava no Brasil, tinha uma música em que me visualizava morando na Europa, uma música do Roxette, incrível, e o cheiro complementa a imersão.

3. Depois escolha um objeto, por exemplo, a foto do lugar que quer conhecer, do carro, coloque a música, pode usar os fones de ouvido, e será imerso nessa realidade.

Lembre-se que seus pensamentos geram as ações que geram a emoção que gera a realidade, e assim acabamos atraindo mais.

_____
_____
_____
_____
_____
_____
_____
_____

Com estas escolhas claras e devidamente anotadas, a psicocibernética, o piloto automático te levará ao destino traçado, para onde está programado.

Sugiro que coloque esta tarefa em prática imediatamente. É muito prazeroso tirar um momento para si, se ancorar ao estado positivo (lembre-se da caminhada, da meditação), se conectar e mudar a vibração do seu dia e a sua vida começará a vibrar de maneira diferente.

7. ASSUMA A RESPONSABILIDADE

É AUTOMÁTICO TIRAR A NOSSA CULPA sobre o que acontece conosco e, de maneira mais ampla, a responsabilidade.

Todos os resultados que você tem, sejam eles bons ou ruins, o mérito é todo seu. A partir de hoje, quero que pare de terceirizar a culpa pelos seus próprios resultados. Sei que muitas vezes vêm à sua cabeça (de maneira justificada ou não) "a vida é injusta, olha só o que me aconteceu". Mesmo assim, preciso que se instale nessa realidade e siga adiante.

Tenho a plena noção e vivência de que o caminho possui pontos de largada distintos para cada um de nós. Não existe meritocracia em um mundo de desiguais. Mas existem pessoas que tomam a decisão de correr mais do que quem já largou a frente e tem quem vai passar a vida parado na largada reclamando que existem pessoas que estão partindo em melhores condições.

7.1. A CULPA É DE ALGUÉM, NÃO MINHA

A primeira negação de responsabilidade é a desculpinha (e por favor não ache que estou sendo insensível, estou sendo realista), do tipo "mas como vou ter sucesso na vida se não tive a oportunidade de estudar?". É um exemplo, e existem muitas variações dele, "como vou ter sucesso na vida se nasci pobre?", "como vou ter sucesso na vida se nasci no interior?", "como vou ter sucesso na vida se não cursei o segundo grau?", "como vou ter sucesso na vida se meus pais não me deixaram nada", e por aí vai.

Todas essas afirmações dizem respeito a um movimento, tirar de você a responsabilidade por escrever a sua história.

> **O que está dizendo é que alguém não deu a oportunidade, ou tirou-a de você.**

Mas tenha calma, é comum esse tipo de movimento. Se isso já aconteceu com você, tenha certeza, de que não é a única pessoa. Contamos muitas vezes para nós mesmos uma história, tirando de nós a responsabilidade e jogando em outros agentes, como pais e sociedade a culpa pelos nossos resultados. Já vimos como tudo isso determinou a sua jornada desde o nascimento, mas partindo da ideia de que você, leitor, já é bem grandinho, te convido a assumir o controle da sua vida, e dizer para si mesmo:

> **Tudo o que acontecer na vida daqui para frente, é responsabilidade sua.**

Comece honrando os seus antepassados. Na maioria das vezes, os pais fazem tudo que está ao alcance deles, o que era possível naquela situação, ou não tinham conhecimento, capacidade, discernimento ou morreram. As condições são inúmeras, mas instale-se na sua realidade e comece a traçar o seu plano e o seu caminho.

Se não estudou, finque o pé na realidade, ponto, e o que pode fazer daqui em diante? Posso trazer inúmeros exemplos de pessoas que não estudaram e que conseguiram viver uma vida plena, seja enriquecendo, criando a família com dignidade, criando os filhos com amor e carinho, encaminhando-os para a universidade. Pessoas que vieram do nada e criaram instituições de caridade e que ajudam centenas de pessoas todos os dias, enfim, conseguiram obter êxito no que achavam ser os seus propósitos ou ainda pessoas que apesar da idade, resolveram estudar e chegaram lá da mesma forma.

Gostaria que você refletisse sobre a meritocracia só acontecer em um mundo igual, quando há um grupo com igualdade de condições. Por exemplo, 15 competidores na final olímpica do atletismo, estão em igualdade de condições, todos são atletas de alto nível, todos se classificaram para as provas e todos chegaram à final, mais ou menos no mesmo patamar. Nesse caso, há uma meritocracia, o mais rápido vencerá, mas todos tiveram mais ou menos a mesma jornada, há um nivelamento igualitário. Nesse grupo, o mérito faz sentido.

Eu larguei lá de trás na corrida, estudava em uma casa sem energia elétrica, já contei a história. Todo mundo tem uma oportunidade, todo mundo tem alguma chance, alguns largam na frente e alguns largam lá atrás, mas se eu consegui você também pode.

E quando estabelece o seu plano e o seu caminho, deve ter clareza de quem é você. Nos meus primeiros anos de vida adulta, desde a primeira vez em que estive em uma sala de aula, nunca mais saí, seja como aluno ou professor, mesmo trabalhando à noite ou em finais de semana, porque eu tinha uma clareza muito grande de quem eu era.

"Eu não tive essa oportunidade, não me deram a oportunidade!". **Substitua por:** "Estou criando minhas oportunidades com o que tenho agora, onde estou agora, com o que posso agora!".

E trabalhe a sua identidade. Você já tem clareza de quem você é? Se sim, seguimos, se não, volte ao módulo quem é você. Refaça os exercícios, leia novamente, use o material ativacional que irá ajudar e revise o seu caderninho.

7.2. NÃO ESTÁ NO MEU CONTROLE!

A segunda negação de responsabilidade, é quando tira o seu corpo fora "com o que me pagam não consigo nem pagar as minhas contas", "com o que ganho não dá para fazer nada". Com o **"que EU GANHO"** você tira completamente a sua responsabilidade, dando a entender **que não está no seu controle.** Neste exemplo, é como se a responsabilidade de fazer mais ou menos dinheiro não fosse sua e fosse de quem te paga.

Se trabalha em um lugar que não paga o que acredita ser o justo, busque todo santo dia uma alternativa (sempre lembrando de ser grato ao atual primeiro); pode ser trabalhar em outro lugar ou quem sabe em dois, o que é preciso para você ganhar mais? Faça!

Sei que nesse momento aparecem aquelas vozes na sua cabeça, daqui a pouco falaremos sobre elas.

Se está insatisfeito com o que recebe atualmente, a primeira pergunta que se deve fazer é (espero que já tenha feito) o quanto você deseja ganhar? Esse é o ponto de partida. Você assumirá a responsabilidade e começará tijolo a tijolo sua ascensão.

>>
Acredite, é essa insatisfação que transformará uma determinada situação em algo positivo para a sua evolução.

Quando assumir o controle, começará a traçar planos para avançar rumo à meta desejada. Desde criar um perfil no Linkedin ou turbinar o existente, melhorar seu CV, se cadastrar em plataformas de trabalho, passando ainda pela sua melhor qualificação que te levará a patamares maiores, seja para uma função mais elevada ou um outro trabalho.

>>
Mas tudo só acontece se você parar de culpar as circunstâncias e assumir a responsabilidade.

Quando você diz que "com o que me pagam não consigo nem pagar as minhas contas", "com o que ganho não dá para fazer nada", você está dizendo que a culpa não é sua, é do patrão que paga pouco, é da empresa que o explora, é do governo que não faz nada pelo povo, é da crise etc. Tirando o corpo fora da própria vida, essas coisas sempre irão acontecer, quanto mais se eximir do protagonismo, mais "comerá na mão dos outros" e acho que você já sabe o que te espera se viver assim por muito tempo.

Em um mesmo país existem pessoas que têm sucesso e outras não, assim a questão do governo já cai por terra, porque se a culpa é do governo, como uma pessoa consegue e outra não? Sei que choca um pouco, pois crescemos com a ideia de que o governo é responsável por nós. Se ligarmos a TV, sempre terá algum cidadão falando "o governo não faz nada por nós". E esse é o ponto! Quanto mais pessoas estiverem criando sua própria prosperidade, além de uma sociedade melhor, poderemos auxiliar aquelas que ainda não conseguem andar por si só e onde nenhuma política pública chegará.

Com um mesmo patamar social de origem, existem pessoas que têm sucesso e outras não, dois colegas amigos de infância que foram criados no mesmo bairro, frequentaram a mesma escola, um floresce e outro não.

> **"**
> **É a prova que quando você toma a frente, está no controle, quando se instala na sua realidade, a diferença é gritante.**

7.3. O QUE EU REALMENTE QUERO

Mergulhe para dentro de si, encontre-se! Reflita sobre o seu estado atual e pergunte-se: "o que eu realmente quero?", senão volte ao Capítulo 4 - *O que você realmente quer*.

> **O objetivo aqui é você fazer as coisas que deseja, mas dentro da sua realidade.**

Não adianta se lamentar, "se eu não tivesse filho, botaria o pé no mundo e voltaria só no ano que vem", não adianta isso, é abstração, é fuga.

A sua realidade é ser grato pela sua família e grato por onde você chegou, grato pela sua condição agora. Eu bato nessa tecla, pois é uma das objeções comuns que encontro.

A escusa "ah, se eu não tivesse filhos" também é uma fuga de realidade e cansei se ver, inclusive, na frente dos próprios filhos, gerando na criança uma crença de ser um empecilho à felicidade dos pais, que poderiam estar muito melhores se não existisse. Já vimos o impacto das crenças criadas durante a infância.

Existem outros exemplos correlatos que seguem a mesma linha, como "sou divorciada, sou divorciado ou sou órfã(o)". Novamente reforço o convite para se instalar dentro da sua realidade e estabelecer como vai cumprir o seu papel no mundo.

> Instale-se na realidade e seja grato.

Assuma a responsabilidade de alguém que é protagonista e que veste o boné da responsabilidade; o protagonista de uma equipe de futebol, o protagonista de uma empresa, o protagonista de um filme.

O protagonista é a pessoa de maior responsabilidade, conduz a narrativa, é o personagem que contracena a maior parte das cenas do espetáculo. O protagonista tem muita responsabilidade e a assume, decora mais textos, faz mais cenas, trabalha mais que os outros.

> **O que você viverá daqui a dois, três, cinco, dez anos será o resultado do que está fazendo hoje.**

Se o que você fez há cinco, dez anos, está trazendo frutos positivos ou negativos hoje, imagine se começar agora a ter ações mais alinhadas ao que realmente quer, sem crenças limitantes, sem historinhas, sem colocar a culpa no governo, filhos, patrão, nos seus pais. Sem colocar a culpa em ninguém, se instalando na sua realidade e sendo grato.

Quando você é grato é impossível ser infeliz. Imagine, estou sendo grato por dar aulas na minha escola, com um chá preto enquanto gravo; sou grato pela liberdade de trabalhar no meu negócio da maneira que quero, com uniforme ou sem uniforme, sou grato por esse momento.

Não consigo estar infeliz com nada, não me incomodo de ser uma jornada extenuante, 16, 17 horas por dia, não consigo estar infeliz. Não consigo ser infeliz com as adversidades. Coisa simples, não?

É como se fosse uma mensagem informando que você está pronto e disponível a receber o que está por vir.

> **Quem não é grato pelo 100 nunca terá o 1000 é como se uma força divina dissesse, "Agora ele entendeu, agora pode avançar ao próximo nível".**

E o problema é que a maioria para no primeiro degrau, ficam amaldiçoando onde estão, o lugar onde moram, onde dormem, o local de trabalho, o patrão, os pais.

É o caminho correto de quem quer ter uma vida em abundância? Não!

Se entendeu, ótimo, se não entendeu, volte ao Capítulo 1 - *Seja grato*, essa é a beleza da vida, se instale na realidade e seja grato.

Uma viagem à Índia é enriquecedora em vários sentidos, e lá entendi muito mais do que estava buscando. Acabei estudando sobre gratidão, pois até há poucos anos, eu condicionava meu estado de gratidão, barganhava, com Deus e com o Universo. Era algo do tipo "me deem razões para ser feliz, para ser grato" e nisso esperava uma contrapartida.

É exatamente o contrário, vendo as pessoas da Índia naquela condição, aos nossos olhos, precária, vi muitas vivendo um certo estado de plenitude, de gratidão, com sorriso no rosto, receptivas e em uma condição que, para mim, estava longe de ser aceitável.

Aquelas pessoas são felizes no hoje, vi a gratidão nos olhos delas, e mesmo com a barreira do idioma, conseguia sentir. Vi gratidão como nunca tinha experimentado. Gratidão por estar vivo, por estar ali, enfim, motivos nunca faltam para ser grato, diariamente.

Quero que entenda o argumento vital da sua vida. **O que está fazendo nesse momento, está ancorado em que?**

Estou ancorado em fazer a diferença na vida das pessoas por meio do conhecimento; adquiro o conhecimento e transmito esse conhecimento para uma, dez, cem, mil pessoas, ao longo do tempo. É o meu papel.

> **O meu "trato" com o mundo é levar conhecimento, tornar as pessoas melhores.**

Imagine que foi ao médico e descobre que tem seis meses de vida, mas está bem de saúde sem nenhuma limitação, o que faria nesses seis meses que restam? Com quem estaria, aonde iria, que conselhos daria e ao que daria importância?

É um exercício de reflexão importante, se o dinheiro não existisse o que você faria? Eu, por exemplo, tenho certeza de que se o dinheiro não existisse, mesmo assim, seria professor, mentor, tutor.

São as perguntas que te faço e os exercícios começam a dar uma amplitude, clareza. Vamos colocar no papel (é o motivo do caderninho), **o que eu sou, o que realmente quero.**

Quando assume a responsabilidade; quando coloca no caderninho e no painel de visualizações é para que assuma o compromisso. Sem queixas e sem desculpas. O que precisa fazer agora?

Você está no comando, pense como é viver uma vida que não controla. É exatamente assim que milhões de pessoas vivem, uma vida sem roteiro, jogada a sorte, colocando a responsabilidade no externo.

Assuma a responsabilidade, coloque-se firme no controle da sua vida, é o que quero que faça, daqui em diante.

Tome a decisão, volte ao caderninho "o que eu decidi da minha vida?". E se não fez, volte para as aulas anteriores e refaça os exercícios.

E assuma a responsabilidade.

EXERCÍCIO

Responda nas linhas abaixo ou diretamente no seu caderninho:

O que eu sou?
_____
_____
_____
_____

O que realmente quero?
_____
_____
_____
_____

O que eu decidi da minha vida?
_____
_____
_____
_____

O que estou fazendo nesse momento, está encorado em que?
_____
_____
_____
_____

OVANOVA

IDAVIDAV

UMAUMAU

OVANOVA

IDAVIDAV

8. A FORÇA DO HÁBITO

8.1. COMO SEUS HÁBITOS MOLDAM A VIDA QUE VOCÊ TEM

Nossa vida não é uma coleção de lances fortuitos, de jogadas aleatórias. A nossa vida é resultado do que fazemos de maneira repetitiva. Existe atualmente (principalmente entre os jovens) a vida sem roteiro.

Uma falácia, em que o sujeito acorda em um dia e reset, outro dia e reset, que tira a capacidade de construção. Sem roteiro, é impossível concatenar as ações, o seu dia, as suas semanas e os seus anos em prol do *O que você realmente quer* (Capítulo 4).

Uma construção, independentemente do tamanho, passa por assentar tijolo por tijolo, pedra sobre pedra, reunir os diversos elementos de maneira repetitiva e organizada em prol do objetivo; se quer construir uma parede, existe um plano e uma sequência de atividades repetitivas; para construir um grande edifício acontece a mesma coisa. A única diferença é que repete mais vezes.

A primeira falácia é aquela que os hábitos aprisionam. "Quero sair da rotina", como se a rotina fosse algo negativo e não é.

> Hábito é liberdade.
> Ter hábitos positivos de maneira organizada.

Vamos aprender a construir hábitos e assim também aprenderá a descontruir hábitos que queira perder.

Você é a soma dos seus hábitos, é o resultado do que faz de maneira repetitiva. Se a sua vida financeira hoje está muito bem, é resultado dos hábitos financeiros que teve; se a sua saúde, o seu corpo, a sua forma física estão do jeito que estão, é resultado dos hábitos.

Da mesma maneira, ninguém fica rico da noite para o dia, exceto se ganhar um prêmio de loteria ou outra exceção, a regra é que através de bons hábitos financeiros constrói-se uma boa vida financeira, e através de bons hábitos de saúde, bons hábitos alimentares, uma boa rotina de exercícios, construirá um corpo saudável.

Está tudo na nossa mão e, às vezes, jogamos a culpa ou a responsabilidade dos nossos resultados em lances do acaso, e não é assim que acontece, você constrói tudo o que deseja.

Tudo o que deseja, passa por um hábito, todos têm certo grau de dificuldade, alguns mais, outros menos. Quando lidamos com vida financeira, sabemos que existem diferentes pontos de partida.

Eu mesmo sou a prova de que todos podemos ter liberdade financeira, e mesmo que tenha vindo do zero absoluto, a questão é sobre como moldamos os hábitos. Quem tem maior vulnerabilidade econômica e social tem necessidade ainda maior de ter bons hábitos.

A ideia da construção dá uma visão de longo prazo. Tem que construir clareza na mente do lugar em que quer chegar e de *Quem é você* (Capítulo 2), para que possa saber quais hábitos construirá para que aconteça o que deseja. Sempre uso o exemplo da maratona, porque é genérico e facilita o entendimento.

Se correr a maratona é o seu objetivo, pode ser completar uma maratona daqui a um mês ou daqui um ano, pode ser completar uma maratona abaixo de quatro horas ou abaixo de três horas. As pessoas estão em patamares diferentes e para cada objetivo, quanto mais ousada sua meta, mais restrito, mais forte e apertado será o limite, terá que se esforçar mais, se dedicar mais, ter mais dedicação, conforme for a sua meta.

De maneira genérica, uma pessoa que deseja correr uma maratona precisa primeiro **ser um corredor.** Ao criar o hábito de **correr todos os dias,** e a nossa mente funciona de maneira reversa, você constrói a pessoa que é.

Quando tem uma vida sedentária, está insatisfeito com seu corpo, se alimenta mal, tem uma baixa capacidade física e se cansa com facilidade, consequentemente, você se torna "aquilo".

> **Um hábito começa a se enraizar em 21 dias e se consolida em 90 dias.**

Não vai demorar 30 anos para atingir o que deseja! Se corre todos os dias, virou um atleta, para sua cabeça e para o seu corpo você é um atleta, essa é a associação.

Uma pessoa que limpa e organiza o quarto todos os dias torna-se uma pessoa organizada; se escreve desde um parágrafo ou uma página todos os dias, por um longo período, é um escritor.

Para a sua cabeça, você se torna aquilo que faz de maneira repetitiva, e acontece o contrário quando, por exemplo, pensa, "ah, não sou bom nisso, não sou concentrado".

E assim, o corpo e a mente passam a ver um atleta, começam a mudar a sua autoimagem, e essa mudança passa a ser cíclica e o espiral da transformação vem. No caso da maratona, outros exercícios dão suporte aos treinos diários, um fortalecimento muscular, fisioterapia, alongamentos, bicicleta, caminhada, se condicionar melhor para o objetivo de ser um maratonista.

E tudo vem de um hábito, tem que se alimentar melhor para suportar os treinos e melhorar a performance. Pequenas atitudes criam hábitos e você já evita aquela pizza no almoço, precisa diminuir o peso e começa a emagrecer. Um atleta de maratonas faz muitos treinos aos finais de semana, primeiro pela maior disponibilidade de tempo para os treinos de maiores distâncias, o famoso "longão" (quem é do esporte vai entender).

E precisa acordar cedo; e acordar cedo demanda dormir cedo e já diminuem as saídas noturnas que, às vezes, são acompanhadas de bebidas alcoólicas em excesso. Viu o que um hábito gerou? Todo esse ciclo de transformação.

> Hábito-mestre:
> conceito oriundo do método
> de construção de um edifício, a viga-
> mestra que sustenta outras peças,
> principalmente o telhado.

Agora que viu o que um hábito pode proporcionar, imagine se forem dois. Ser **aprovado em um concurso** daqui a um ano, por exemplo, também pode influenciar muito uma nova vida.

Nos próximos capítulos, usaremos alguns conceitos e ferramentas que ganharam notoriedade em todo o mundo através da obra da James Clear - *Hábitos Atômicos* [1] e de Charles Duhigg - *O Poder do Hábito* [2].

São duas obras importantíssimas para quem deseja entender sobre a construção de hábitos e nós utilizaremos o hábito como uma etapa para se obter Uma Nova Vida.

Estabeleça o seu objetivo agora e estabeleça uma rotina. O hábito "tenho que estudar todos os dias por certo e determinado período de tempo" traz consigo um rastro positivo de boas ações. Para estudar todos os dias pelo tempo proposto tenho que organizar o meu dia; tenho que me alimentar bem, tenho que ter uma parte do meu dia pronto; organizar a agenda, e abdicar de algumas outras coisas em prol do objetivo, terei que ser cordato com meus tempos e com meus métodos.

Estudar cansado não dá, ajudará na higiene do sono, terá um bom hábito em relação a coisas que concorrem com a sua atenção e seu desgaste. Frequentar cursos e aulas, mesmo que online, demandam tempo e exigem organização. E, em um ano, o que apenas esses dois hábitos (correr e estudar para um concurso) podem fazer na sua vida é absurdo.

---

[1] CLEAR, James. *Hábitos Atômicos: Um método fácil e comprovado de criar bons hábitos e se livrar dos maus*. Rio de Janeiro: Alta Life, 2019.

[2] DUHIGG, Charles. *O Poder do Hábito: Por que fazemos o que fazemos na vida e nos negócios*. Rio de Janeiro: Objetiva, 2012.

8.2. A IMPORTÂNCIA DOS PEQUENOS HÁBITOS

Pratique as intenções de aplicação:

"Vou _____ às _____ em _____".

"Vou meditar durante 1 minuto às 7h na sacada".

Empilhe os hábitos:

"Depois do _____ vou _____".

"Depois de preparar meu café todas as manhãs, meditarei durante 1 minuto".

"Depois de meditar durante 1 minuto, escreverei a lista de coisas a fazer no dia durante 3 minutos".

"Depois de escrever a lista de coisas a fazer no dia, começarei imediatamente a primeira tarefa".

"Depois do [hábito atual] farei [hábito que preciso] e depois farei [hábito que eu gosto]".

Depois do almoço farei ligações para cinco clientes e depois ficarei 15 minutos no Instagram".

"Depois do _____ farei _____ e depois farei _____".

Para quem nunca correu uma maratona, é importante avisar que não é só correr. Se já era um atleta muito bem treinado, talvez seja mais fácil, mas o exemplo parte do ponto zero, para que saia de uma vez da sua cabeça a crença limitante que não dá. E o que diz esse gráfico? A repetição faz sentido, pense sempre no 1% de melhoria contínua.

Existiu, no começo do século XXI, o caso sobre como o 1% faz diferença na vida das pessoas. A Associação Britânica de Ciclismo tem um estudo sobre a razão de nunca terem êxito no ciclismo; em 100 anos tiveram apenas uma medalha olímpica e nunca tinham vencido o Tour de France, uma das provas mais importantes da modalidade.

Precisando mudar, contrataram um especialista em performance para ser o diretor de resultados, Sir Dave Brailsford. Ele começou a implantar a filosofia do 1% diário, que hoje temos documentada em vários livros como *1% Better Every Day* (2019) e *Atomic Habits* (2018) que explicam a necessidade de evoluir um pouquinho todos os dias.

Ele passou a olhar coisas que ninguém estava olhando, coisas simples, aspectos técnicos do esporte, como peso de equipamento; trouxe especialistas infectologistas para ensinar os atletas como se limpar adequadamente entre as competições e durante as competições, para evitar resfriados e viroses.

Na história do ciclismo, os atletas ficarem infectados é raro, mas faz diferença, porque em algum momento um atleta teve uma virose e não foi bem, ficou desidratado. Se ficar gripado, resfriado, em algum momento, não poderá dar o seu melhor. Um resultado individual ou coletivo deixou de ser ganho.

Como as roupas são feitas faz a diferença, o detalhe da costura faz a diferença, o calçado; chegaram ao detalhe de pintar o interior dos veículos que transportavam as bicicletas de branco, para que qualquer sujeira pudesse ser vista, porque faz diferença no setup das bicicletas de competição.

É um pouco por dia e, lembre-se, se você serve, também recebe. Tudo o que faz para os outros por meio das suas ações, também está fazendo para você.

> **Aquela tarefa a mais, o *extra mile*, aquilo que não está sendo pedido e que gera dividendos para a vida.**

Agora imagine sua vida com uma nova ideia todos os dias. Alguns anos atrás, fiz esse experimento comigo. Não importa o que seja, se tiver uma ideia nova todos os dias, sem filtro, irá gerar um aumento de resultados. Posso garantir que criei muitas coisas em pouco tempo, inclusive esse livro "do avesso".

Tire cinco minutos e tenha uma ideia todos os dias, coloque no papel e ao longo de um ano terá 365 ideias, e em dez anos 3.650 ideias.

> Será que nenhuma delas poderá ser implementada e trará um resultado diferente? Certeza que vai!

As pessoas estão presas nesse "deixa a vida me levar, vida leva eu" e vivem uma rotina sim, mas uma rotina que o mundo, que o ambiente, a família, trabalho e sociedade deram para elas, não uma rotina que criaram. Na sua maioria, não são hábitos que elas queiram.

Desde a infância, somos jogados como pipas ao sabor do vento. "Agora tem que ir à escola", "tem que fazer isso, tem que fazer aquilo", "tem que fazer faculdade", "tem que arrumar alguém porque precisa de uma namorada", "precisa se casar"; "precisa ter uma casa, porque tem que sair da casa do seus pais"; "precisa ter um filho e depois outro". Muitas vezes, vivemos uma realidade e praticamos hábitos imputados, nem sempre construídos por nós. É o que quero romper, essa é a maior liberdade que temos: a de construir os próprios hábitos.

Se não pode ter uma hora de estudos diariamente, que seja meia hora. Imagine o quanto meia hora de estudo diário irá te deixar melhor em um ano e o quanto em dez anos, meia hora de estudo diário, irá te deixar melhor.

Não temos desculpas, hoje existem diversas ferramentas, podcasts para ouvir no caminho para o trabalho, onde quiser; existe um material infinito na internet, existem livros em áudio e existem livros em áudio resumidos, temos escolas on-line sobre qualquer área do conhecimento que queira desenvolver. Leia livros, mas se não for possível ouça o conteúdo de maneira resumida. Há possibilidades, se o trajeto para o trabalho é de uma hora, aproveite esse tempo.

Quando tem o hábito você arruma tempo, porque o hábito é mais forte. Lembre-se, ao moldar um hábito, ele moldará a sua vida dali em diante. Você constrói o hábito de correr todos os dias e ele te tornará um corredor. O tempo sempre vai correr, ele irá te fazer bem ou irá te fazer mal? Seu hábito pode ser positivo ou negativo, se tem maus hábitos alimentares em um ano como estará seu corpo? Quem é obeso hoje, não estalou os dedos ou topou em algum lugar e apareceu com mais de 100 quilos, se tornou obeso aos poucos. Isso funciona para os dois lados e você tem a chave para mudar.

Comece a listar suas ideias, não importa o quão absurdas elas possam parecer agora:

Quadro de ideias

Dia 1 _____

Dia 2 _____

Dia 3 _____

Dia 4 _____

Dia 5 _____

Dia 6 _____

Dia 7 _____

8.3. O RESULTADO PRECISA DE ALGUM TEMPO

O resultado precisa de tempo. Observe o bambu; é incrível pela altura e tamanho, mas durante muito tempo não vemos as raízes. O sistema de enraizamento prepara a estrutura suficiente para crescer em uma velocidade incrível; o mesmo acontece conosco.

Sempre faço essa analogia: quantas vezes não estamos construindo uma base, a raiz, por quanto tempo? Uma construção funciona da mesma forma, perde-se muito tempo fazendo as fundações que irão suportar o peso da estrutura, perde muito tempo drenando, escavando.

Às vezes, estamos construindo e não vemos o resultado, pensamos: "estudo todos os dias e ainda não consegui lançar o meu livro", "treino todos os dias e ainda não consigo correr uma maratona".

Calma, o bambu nos ensina, a natureza nos ensina coisas o tempo todo, o bambu, com as raízes preparadas, firmes e fortes, cresce e muito rápido, em apenas uma estação pode atingir até 25 metros. Um desavisado, que está passado pode pensar "Como o bambu cresce rápido". Só que demorou cinco anos para fazer a base e, de repente, a coisa acontece. E é da mesma forma com quase tudo na vida. Tudo é assim, só que somos imediatistas e por uma imposição da sociedade, não temos uma visão a longo prazo, uma visão de dez anos. Pense sempre para um ano, cinco anos e dez anos e ajuste a sua mentalidade para trabalhar com menos ansiedade, facilita a criação do hábito. Se fizer exercício todos os dias, por um ano, é impossível que não tenha nenhum resultado, se criar um bom hábito financeiro a partir de agora é impossível que em cinco anos não esteja em uma melhor condição financeira, e em dez anos? É matemática! Os juros compostos sempre atuarão a seu favor, seja com dinheiro, alimentação ou amizade.

> 66
>
> **O que importa é que tome as atitudes necessárias para progredir e repita-as diariamente até se tornarem algo natural.**

PARA NÃO ESQUECER

✔ A vida é construída com hábitos, e hábitos são liberdade. Uma vida sem roteiros, dificilmente, irá te levar para onde deseja. Fazer um *reset* diário não te permitirá uma construção de longo prazo e perene. Todo objetivo de vida, necessariamente, passará por um hábito. Esqueça a ideia de traçar o objetivo por si só.

✔ Quando adicionamos um segundo hábito e trabalhamos para que aconteça durante um ano, o hábito traz outros bons hábitos, existe organização de energia.

✔ Quando instalar o terceiro, o quarto hábito, uma rotina recheada de hábitos controlados e dominados te dará uma vida com liberdade, uma vida que merece ser vivida.

✔ Relembre a importância dos pequenos hábitos, a importância do 1% diário, uma ideia nova todos os dias, uma tarefa a mais.

✔ O detalhe construirá no somatório os resultados ao longo da linha do tempo, ao longo de um ano, ao longo de dez anos. O resultado precisa de algum tempo, não esqueça desse fator, não seja imediatista, vivemos o chamado da sociedade para o agora, tudo para ontem.

✔ O resultado demandará tempo. Lembre-se do exemplo do bambu. É a nossa vida, será assim com você e o seu objetivo.

> **Tenho certeza, porque é assim que acontece com todo mundo que tem bons hábitos e dá o tempo necessário para que as coisas se desenvolvam.**

EXERCÍCIO

Comece agora a refletir sobre o que quer e que hábitos são necessários para atingir o que deseja. Se entendeu o seu propósito, ou pelo menos, definiu um objetivo, que hábitos pode construir e quais devem ser construídos para que atingi-lo?

_____

_____

UMA NOVA VIDA

8.4. AS QUATRO FASES DO HÁBITO

Aqui existe uma inspiração, uma referência bibliográfica forte, no poder do hábito e nos hábitos atômicos. Temos a capacidade de escrever os hábitos, são os nossos padrões. Construímos os nossos hábitos e eles nos constroem.

> **Todos nós temos a capacidade de escrever, de construir a nossa vida dentro do que desejamos.**

REPETIR O QUE TE SATISFAZ

O hábito é construído com base na satisfação e isso tem a ver com o ciclo da dopamina, uma coisa que veremos mais adiante, mas de maneira simples, nasce para satisfazer um desejo, essa satisfação leva a uma aprendizagem.

Existe um estudo famoso de entendimento sobre os hábitos, o experimento de *Thorndike*. Para conseguir sair de uma caixa, ter acesso ao alimento, um gato tinha uma série de desafios, uma alavanca que abria uma porta, e a cada momento tinha uma variação. A cada vez que o gato movia uma alavanca que despejava comida ou conseguia abrir a porta, ele (o gato) tinha uma satisfação e aprendia. Conosco é a mesma coisa, ensinamos os bebês dessa forma e adestramos cães também envolvendo recompensa.

POR QUE O CÉREBRO CRIA HÁBITOS?

A cada nova situação, o cérebro precisa de esforço para resolver a questão. Toda vez que estamos diante de uma decisão, o cérebro gasta energia e sempre seguirá a Lei do Menor Esforço. São milhares de informações a serem analisadas a cada tomada de decisão. As redes neurais, se mantêm em eterna conexão e fazem com que os caminhos sejam tomados em frações de segundos. Cada vez que o cérebro encontra uma solução (recompensa), guarda o caminho neural, como se fosse um print. E fica pre-estabelecido, toda vez que desejar a mesma recompensa, acessa o mesmo caminho. O cérebro não quer se desgastar fazendo todos os cálculos e probabilidades novamente, tendo que expandir as redes neurais para chegar ao resultado; o cérebro é "preguiçoso", quer sempre poupar energia.

Toda vez que queremos o mesmo resultado, o cérebro faz a engenharia reversa e traça o mesmo caminho, com a rede neural já estabelecida, ele sai do consciente e passa a ser inconsciente. Você passa a fazer coisas em um fluxo não deliberado, elas apenas são feitas.

Por que você faz as coisas que faz? Porque em algum momento da vida criou padrões, que depois de criados te constroem.

VOCÊ CRIA PADRÕES E OS PADRÕES CRIAM VOCÊ

Dividimos a criação de hábitos em quatro fases:

1. Tornar o hábito evidente. Nessa fase, são trabalhadas as "deixas" que disparam a execução de um hábito, veremos adiante o que são as "deixas" e como funcionam.

2. Tornar o hábito atrativo. Crie tentações que tornem o hábito irresistível, sempre ter uma recompensa envolvida, um desejo envolvido.

3. Tornar o hábito fácil. Crie facilidades para que o hábito dispare com frequência, use gatilhos até que não seja necessária tanta força de vontade para que o hábito seja disparado.

4. Tornar o hábito gratificante. O cérebro funciona na base da recompensa, crie gratificações em uma ação, para que ela se repita, como, por exemplo, o biscoito quando estamos adestrando o cão.

Dividimos dessa forma para que possa entender que todo hábito é possível de ser implementado, você pode ser aquilo que quiser, e para ser o que quer, saiba que você é o resultado do que faz de maneira repetitiva.

8.4.1. TORNAR O HÁBITO EVIDENTE

Como construir os nossos hábitos, dentro das quatro fases do hábito, o gatilho, o desejo, a resposta e a recompensa.

São os **gatilhos** que disparam o processo de criação de um hábito, é um pedaço da informação que antecipa a recompensa, lembra do gato preso na caixa de *Thorndike*? O que o gato aprendeu na criação de um hábito? Que quando batia na alavanca caía a comida, a recompensa criou um caminho neural, bato aqui e cai comida ou abro aqui e consigo sair, da próxima vez que quiser comida, a rede neural fará o caminho reverso (o que ele fez para ter a recompensa).

O gatilho antecipa a recompensa, por exemplo, às vezes nem estamos com muita fome, mas quando sinto um cheiro que adoro, é um gatilho, antecipa a recompensa, porque nas últimas vezes que comi aquela comida fui recompensado, foi muito gostoso, disparou uma série de químicos no meu corpo e me senti bem. O cheiro é um alerta que diz ao meu cérebro que a comida está a caminho, começa a liberar a dopamina, salivo, o corpo já está sendo preparado para receber, é a antecipação da recompensa, é o gatilho.

A recompensa dispara um desejo, não executamos uma determinada ação "por ela" em si, ninguém come por comer, ou bebe por beber, fazemos porque queremos, desejamos, pela sensação que a ação representa.

Comemos para nos sentirmos bem, se fosse apenas pela sobrevivência comeríamos pastilhas ou pó, comeríamos apenas os nutrientes, e não é assim que funciona, precisamos da sensação que o ato de comer nos traz, a série de químicos, sensações e emoções que são disparadas que percorrem nosso corpo inteiro.

> ❞
> **A fase um é o gatilho,
> e a fase dois é o desejo.**

E cada pessoa reage de forma distinta diante de um gatilho. O mesmo gatilho pode fazer sentido para uma pessoa e não para outra, por exemplo, uma pessoa que adora frutos do mar quando sente o cheiro de camarão frito e começa a salivar, para a outra que não gosta de camarão, o cheiro pode ser até enjoativo. Cada um reage ao gatilho de maneira diferente. A resposta é o hábito tomando forma, é quando já parte para ação. Percebeu o gatilho, despertou o desejo e você age, e dependendo da recompensa poderá ser confirmada a criação de um hábito, se a recompensa é positiva, vai ser reafirmado, foi bom continua assim.

> **A recompensa serve para nos satisfazer e ensinar. Nós, seres humanos aprendemos a aprender, conseguimos pensar, o propósito da recompensa é saciar os nossos anseios.**

Por exemplo, tenho dificuldades em desenvolver material para as aulas, estou cansado por ter dado várias aulas ao longo do dia, paro diante do computador, dos livros e do caderno e a coisa não vem, faltam ideias para avançar.

Esse é o gatilho, o que desejo? Como me sinto bloqueado quero aliviar a ansiedade, qual é a resposta? Pego o celular e abro as redes sociais (fazia isso sem perceber, era o meu automático), uma resposta ao desejo de aliviar a ansiedade, porque me senti bloqueado sem ideias para avançar, e a recompensa é a satisfação trazida pelas redes sociais.

As redes sociais têm a capacidade de dar pílulas de satisfação, o cérebro sempre quer a satisfação com o menor esforço e, obviamente, as empresas sabem disso, entendem o comportamento humano, e as redes sociais são o ápice do esforço mental nenhum, um nível de satisfação alto, porque todos os algoritmos entregam o que você gosta, para aquilo que deseja; o tempo inteiro percebem o que gosta e não gosta.

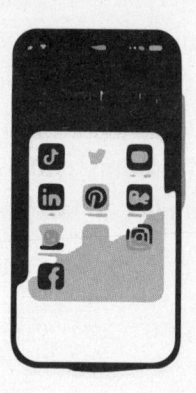

Nós podemos instituir um hábito, um desejo. vamos supor que tem o desejo de treinar, quer instituir o treinamento e deve, primeiramente, estabelecer um gatilho, uma hora específica, uma rotina, que por si só já é um gatilho. Pode deixar o tênis ao lado da cama, no sábado de manhã, no domingo de manhã, ou no fim do expediente, se trabalha em um horário fixo, atrela ao fim do expediente porque é sistemático.

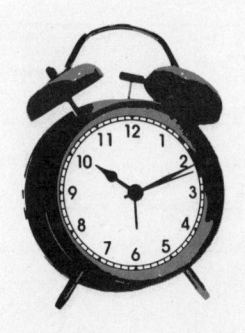

Se o **objetivo** é treinar, prepare as roupas de treino ao lado da cama e acorde olhando para elas. Agora a **resposta,** veste o tênis e vai correr ou vai para a academia, dá a resposta ao gatilho e ao desejo, "deu a hora, vou treinar", ou ao final do expediente "deu a hora, vou treinar", assim atrelará o gatilho à resposta, para todo gatilho tem que ter uma resposta.

A **recompensa** é premiar a resposta que deu, assim quando acontece o gatilho, o tênis preparado, aquela roupa separada, o fim do expediente, isso fica associado ao treinar como o gato de *Thorndike,* e a própria recompensa fará o trabalho dela, porque vai liberar químicos, serotonina, endorfina, dopamina e as coisas começam a ficar ajustadas, ao fazer umas quatro, cinco vezes, com sucesso, ficará instaurado.

EXERCÍCIO

Coloquei aqui algumas ideias, faça agora o paralelo com a sua realidade.

Hábito
_____
_____
_____
_____

Objetivo
_____
_____
_____
_____

Resposta
_____
_____
_____
_____

Recompensa
_____
_____
_____
_____

O que precisamos fazer para o gatilho acontecer? Torne o hábito evidente. Escreva seus hábitos atuais para ter ciência deles, deixe à mostra, vamos usá-los mais adiante como antecipei, vamos ancorar hábitos existentes, bem consolidados.

> **Relacionar tudo o que faz de maneira consistente, recorrente e sistemática, melhorará seu desempenho e trará ciência de como se comporta.**

PRATIQUE AS INTENÇÕES DE APLICAÇÃO

Existe um experimento no Reino Unido, em que pegaram três grupos de atletas, um grupo recebeu um plano de treino, com a intenção de **medir o percentual de adesão,** e um certo percentual cumpriu o plano atribuído; para o segundo grupo passaram o mesmo plano de treino, mas com o auxílio de seções motivacionais, com o incentivo para que aplicassem o plano e o número foi bem próximo **(a motivação não tem efeito sistemático, duradouro, tem efeito na hora, não transforma);** e para o terceiro grupo as mesmas coisas dos grupos anteriores, mas tiveram um **cartão de intenções,** para especificarem quando, onde e como fariam o plano de treino, e obtiveram quase o dobro de percentual dos grupos anteriores.

> O cartão de intenções atua com os princípios da psicocibernética, que faz com que sigamos no caminho de maneira automática, baseada no destino que queremos.

A psicocibernética acontece a todo tempo, assim como no avião, nós ajustamos a rota a todo momento. Se aquele treino não será no local de costume, já ajustamos a rota e nesse dia o treino será antes do trabalho, ou haverá uma compensação, é a psicocibernética ajustando a rota para chegarmos ao destino definido.

Crie um ambiente cheio de "deixas" para o seu hábito, a partir do momento que o hábito vai sendo instituído, vá enchendo seu ambiente com esses pequenos gatilhos (o tênis de corrida ao lado da cama, a luminária da mesa acesa avisa o subconsciente que ainda precisa estudar ou trabalhar).

Faço muito isso, tenho um ambiente de trabalho em casa e outro onde gravo as aulas, é um gatilho. Para aqueles que me acompanham, que me conhecem, sabem que sempre instalo um novo hábito.

Quando escrevo este capítulo, estou aprendendo alemão. Tomei a decisão, estabeleci uma meta muito clara, realizar a prova de idiomas do Instituto Goethe e obter a certificação B1, em dezembro de 2021.

> **Todos os dias estudo alemão, todos os dias trabalho pelo meu objetivo.**

No começo tive certo nível de esforço. No momento, não preciso mais do aviso da ferramenta, muitas vezes quando ela emite o aviso já fiz a atividade.

> Lembre-se:
> **SER, FAZER E TER.**

8.4.2. TORNAR O HÁBITO ATRATIVO

Crie tentações que deixe o hábito irresistível. Nosso cérebro trabalha com recompensa. Lembra o painel de visualizações, mentalizações diárias por duas, três vezes ao dia? Estabeleça o que quer no papel e use o caderninho. Use o painel de visualizações, para ter indicações do piloto automático, faça o setup e o subconsciente te levará automaticamente.

Amarre o que precisa com o que gosta. Existe algo de que preciso e algo que desejo fazer, que gosto de fazer. Por exemplo, gosto muito de ver filmes e redes sociais, mas preciso treinar, desejo praticar exercícios físicos, ligo um ao outro, para que possa ter meia hora, uma hora, de redes sociais, primeiro vou fazer os exercícios, a academia, a caminhada, faço a vinculação do que gosto de fazer com o que preciso fazer.

8.4.3. TORNAR O HÁBITO FÁCIL

Essa é provavelmente a atividade que mais fiz até hoje nos processos de coaching. Não é uma ferramenta formal dos processos de coaching, mas customizei com base nos meus aprendizados e apliquei a quase todos os meus mentorados. O caso da maratona para quem vem do zero, ou quem queira emagrecer.

> **Precisamos tornar o processo fácil.**

Correr uma maratona para quem nunca correu, para quem não é condicionado, não é fácil, e a possibilidade de ficar pelo caminho é enorme, da mesma forma uma pessoa que tem 100 quilos e queira chegar aos 75. Se tentar percorrer esse caminho de uma vez só, a probabilidade de dar errado é muito grande, por isso dividimos e tornamos o processo fácil.

Como tornar mais fácil? Correndo cinco quilômetros. E, de repente, para quem vem do zero, cinco quilômetros, também é muito difícil, como mudar isso?

Caminhada de dez mil passos, e mesmo assim, se necessário, posso tornar mais fácil ainda, caminhar dez minutos, e tem uma coisa muito mais fácil, vestir os tênis de corrida. O foco não é na maratona, o foco é aqui no agora, é o grande segredo da construção do hábito.

E vamos avançando, se já consegue caminhar dez minutos, incremente a meta para dez mil passos, passe a correr um quilômetro, depois dois, e assim por diante, gradativamente, até atingir o objetivo que é correr a maratona. Temos diversos exemplos de pessoas que partiram do zero e correram uma maratona, inclusive eu.

8.4.4. TORNAR O HÁBITO GRATIFICANTE

A pasta de dente foi criada inicialmente sem sabor, no início do século XX. Tinha o efeito prático de limpeza e polimento, mas não tinha sabor, e as pessoas não desenvolviam o hábito de escovar os dentes, tão almejado pelos fabricantes do produto. A partir do momento em que o sabor foi adicionado, o cérebro passou a querer ter os dentes limpos, saudáveis e sem cáries? Não, queria a sensação refrescante. Os comerciais de creme dental evidenciam a sensação, vendem a recompensa, querem trazer a gratificação pela prática, e isso se aplica a vários outros produtos.

Quantas vezes compramos um sabonete, um xampu, condicionador ou qualquer outro produto cosmético ou de higiene pessoal pelo cheiro, porque o cheiro nos traz uma sensação, é uma gratificação que buscamos. Não é a eficácia do produto, não limpa mais ou menos por causa do cheiro, mas você se identifica mais com uma ou outra fragrância, e as prateleiras do supermercado têm diversos tipos, para que possam agradar a maioria, se não gostar de um gosta do outro, e claro, fazem todos os estudos de mercado para saber do que as pessoas gostam.

> **Tornar o hábito gratificante é criarmos recompensas pontuais, porque vivemos uma vida de hábitos, repetindo uma ação, até que tenha a recompensa, tudo é sacrifício.**

Nos casos que vimos, fazer exercícios físicos, correr a maratona, tentar ter uma melhor vida financeira, tem que criar recompensas imediatas, senão tudo vira sacrifício; usar o #diacem quando estou fazendo um treino todo santo dia, postar é uma recompensa para meu cérebro.

Trabalhamos esse conhecimento cognitivo a nosso favor, não podemos lutar contra o sistema, é assim que funciona, e eu jogo o jogo, todos somos capazes de construir todo e qualquer hábito que queiramos. E, como já disse, nossa vida é o resultado de tudo o que fazemos de maneira habitual, de forma recorrente e sistemática.

PARA NÃO ESQUECER

✔ **Torne o hábito evidente, atrativo, fácil e gratificante.** Vimos dentro da construção dos hábitos como pode acontecer.

✔ Vimos os gatilhos e a vinculação dos hábitos. A atração, por que quero isso? Deixe claro.

✔ **Torne o hábito fácil.** Lembre-se: não começamos pela maratona, calce o tênis. As pessoas se inscrevem na academia e querem fazer tudo na primeira semana, se machucam, sentem dor e isso faz com que o cérebro queira que você desista. É simples, o cérebro sempre quer o menor esforço possível, ele trará bloqueios, sabotadores, irá criar mecanismos para te tirar da situação, porque não quer sofrer.

EXERCÍCIO

Faça uma analogia com a sua realidade, olhe para a sua vida e tome a decisão de qual hábito deseja construir e aplique as quatro fases do hábito.

Hábito
_____
_____
_____
_____
_____

Evidente
_____
_____
_____
_____
_____

Atrativo
_____
_____
_____
_____
_____

Fácil
_____
_____
_____
_____
_____

Gratificante
_____
_____
_____
_____
_____

Que desejo tem hoje?
O que quer para a sua vida?
Quais são os gatilhos que irá criar?
Quais respostas dará para esses gatilhos?
E quais são as recompensas que serão geradas?

> Nós criamos os nossos hábitos e depois os hábitos nos criam, a nossa vida é resultado daquilo que fazemos de forma recorrente.

9. GATILHO

Coloque no papel, o gatilho, depois a recompensa, a satisfação de ter treinado, algo associado aos gatilhos. Assim que completar a ação, virá a satisfação, como o gato de *Thorndike*, será criada uma resposta neural.

Hábito
_____
_____
_____
_____

Gatilho
_____
_____
_____
_____

Recompensa
_____
_____
_____
_____

Satisfação
_____
_____
_____
_____

Escreva os seus hábitos atuais:

Acordo às 7h, vou trabalhar de tal a tal hora, almoço tal hora, faço meu jantar, assisto a filmes de tal a tal hora. Ponha no papel tudo que faz de maneira habitual, isso irá aumentar imensamente a sua percepção de si mesmo, proporcionará muitos ganhos, não só na criação de hábitos.

AGENDA SEMANAL

	Manhã	Tarde	Noite
Segunda			
Terça			
Quarta			
Quinta			
Sexta			

Pratique as intenções de aplicação, "vou fazer tal coisa em tal dia e hora". Por exemplo, "vou meditar durante um minuto às 7h, na varanda".

Torne públicas as suas intenções, essa é uma ferramenta mental que utilizo muito; cria uma satisfação, um reforço do que sou, lembre-se da identidade, o ser, fazer e ter, reforça a sua identidade e o que é importante. Quando publica em suas redes sociais, por exemplo, gera um gatilho interessante, uma cobrança; o meu, por exemplo, um idioma novo todo ano, reforça meu compromisso. Se não quiser se expor, compartilhe pelo menos com os melhores amigos, as redes sociais têm essa ferramenta, não tem problema se é para três pessoas, três mil ou três milhões de pessoas, o que quero é esse gatilho dentro da sua mente.

A pessoa diz assim: "preciso emagrecer, mas sou muito preguiçoso, me ajude". Isso é uma construção da identidade dela. Ela mesmo diz que é procrastinadora, é preguiçosa, faz parte da imagem que tem de si mesma, com o compromisso público, ou pelo menos, com as pessoas mais próximas.

Ao tornar a meta pública, ao invés de afirmar que é procrastinadora, sedentária e preguiçosa, terá que dizer que é uma pessoa que treina, que estuda, que se alimenta bem, que emagrece, que tem hábitos saudáveis, focada, que não atrasa treino. Começa a reconstruir sua identidade.

Não existe "bala de prata", uma coisa única, é uma construção de vários elementos. E de 100 elementos, se conseguir uma taxa de 70, 80, terá sucesso. Funcionou comigo, é assim que funciona com meus alunos, e é assim que irá funcionar com você.

Crie no seu ambiente várias "deixas" para o seu novo hábito. Precisa beber mais água, tenha sempre uma garrafinha ao seu lado (esses sempre serão gatilhos que auxiliam na criação do hábito desejado); se deseja meditar todos os dias ao acordar, se deseja fazer yoga, já deixe tudo pronto na noite anterior. É simples criar o ambiente de gatilho para que possa consolidar os hábitos que queira.

Se quer se alimentar de comidas não processadas, se não tiver na despensa, não compre. O barulho do saco de salgadinho fica registrado. Se quer deixar de fumar maconha e continua indo todo final de semana em show de reggae, exigirá um esforço muito maior. Se quer treinar depois do expediente, já leve a mochila de treino no banco do carro, você acha que não está vendo, mas está, é um gatilho.

9.1. EMPILHE OS HÁBITOS

Vá empilhando um cartão sobre outro, depois de tal coisa eu farei tal coisa, depois de preparar meu café todas as manhãs meditarei durante um minuto.

> **O atalho para incorporar um novo hábito é ancorá-lo em um hábito já consolidado, construa seu novo hábito em uma base forte, na rocha, não em areia de praia.**

Pegue uma carona mesmo, não deixe ele solto, se chega em casa todos os dias às 18h e marca de ir para a academia às 20h, ele está solto.

Quando já estiver consolidado é diferente, estamos partindo do pior caso. O sofá é um gatilho, você trabalhou e está cansado, lutará contra gatilhos já existentes. Vincule a hábitos já consolidados, se todos os dias preparo meu café, por que não meditar logo em seguida? Depois de meditar durante um minuto, escreverei a lista de coisas a fazer no dia durante três minutos, e depois de escrever a lista de coisas a fazer começarei imediatamente a primeira tarefa, assim empilhamos os hábitos.

É uma técnica muito difundida nos livros, principalmente, em *O Poder do Hábito* e *Hábitos Atômicos*, uma referência bibliográfica. Depois revise a sua lista de hábitos, irá aumentar a sua consciência a respeito dos hábitos instituídos na sua vida.

Repetimos o que nos satisfaz, estou sendo repetitivo para gravar no seu consciente e ir para o subconsciente; devemos tornar o hábito evidente, por isso escrever é importante, faça os exercícios e os cartões de intenção, torne públicas suas intenções, crie um ambiente de gatilhos para que seja disparado.

Empilhe hábitos existentes consolidados com hábitos que queira construir, torne o hábito atrativo. Vamos trabalhar o desejo, e depois torná-lo fácil e gratificante.

Coloque em prática, principalmente, os cartões de intenção, listando os hábitos existentes e pratique a sua intenção, esse é o princípio dos nossos novos hábitos.

10. O DESEJO

Como tornar um hábito irresistível? O *bliss point* (ponto de êxtase) é um recurso utilizado pela indústria alimentícia, uma combinação perfeita entre sal, açúcar, gordura, crocância e maciez, que faz com desejemos comer mais. Existe até um slogan famoso de biscoito que diz: "é impossível comer um só". E por que é impossível comer um só?

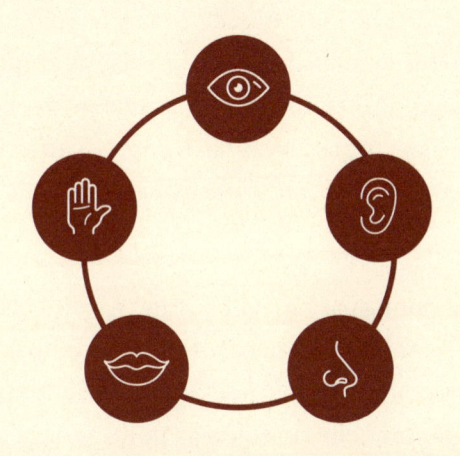

> **O nosso sistema de recompensa enlouquece quando esse ponto de satisfação é atingido.**

São quantidades exageradas de sal, açúcar e gorduras, com hipertexturização sensorial, não acredite que é à toa que aquela bolacha salgadinha, tenha um relevo único e é furadinha, tem textura, uma condição sensorial exacerbada. Não existe o estímulo de maneira natural.

10.1. BLISS POINT

Quanto mais "sem graça" for o alimento melhor, é, entre aspas, porque matar a fome é primário, mas se já matamos a fome, então, por que comemos tanto? Como diria Leo Jaime, "tudo que eu gosto é imoral, ilegal ou engorda".

Por que as coisas que são gostosas engordam? Hipertexturização, bolacha recheada é o quê? Uma variação de textura que enlouquece nosso sistema de recompensa, e as empresas sabem e usam isso, atingindo o ponto exato das nossas papilas gustativas. O som da embalagem rasgando faz o cérebro antecipar a recompensa, cria um desejo, mesmo que esteja sem fome e nem pense no salgadinho.

E a lista continua: crocância, cor. As embalagens contam muito, por que comemos com os olhos. É o hábito sendo atrativo. Esses alimentos são atrativos, irresistíveis, não tem como não levar. As vitrines possuem uma ciência por trás, tem que despertar interesse. As plataformas digitais perceberam que a gamificação torna o aprendizado mais atrativo, um barulho, uma explosão na tela quando o exercício é completado, isso é o bliss point. Um cassino, por exemplo, vicia, as luzes piscando, os sons, é uma hiperestimulação do nosso sistema de recompensa, e queremos sempre mais.

A aprovação social é um ponto importante; nós vivemos em bando, recebemos os nossos comportamentos dos nossos formadores de opinião, que foram nossos pais, cuidadores, professores, parentes próximos, irmãos. De certa forma, criaram a base do que temos para tudo na vida. Mesmo sem perceber, as crianças torcem para o mesmo time de futebol do pai, nós imitamos de certa forma a tribo a que pertencemos, adotamos a mesma religião.

10.2. A TRIBO

Vamos trabalhar para que não seja uma verdade para você, mas sabemos a influência da tribo. Uma pessoa que foi habituada a tomar refrigerante em todas as refeições, comer snacks em todas as refeições de maneira indiscriminada, teve baixo estímulo para a prática de exercícios, um sedentarismo fomentado dentro da própria casa, é natural que se comporte daquela forma; o meio formou o indivíduo.

Repetimos os comportamentos dos formadores. Mesmo quem já não mora com os pais há muito tempo; às vezes, são adquiridos os maus hábitos dos companheiros. A conta é sempre negativa, é muito mais fácil adquirir um mau hábito de alguém do que um bom hábito. Precisamos buscar a tribo correta.

É muito difícil ir contra a tribo, para praticar mais exercícios, por exemplo, participar de um dos muitos grupos de atividade que existem, grupos de corrida que se reúnem no parque da sua cidade, grupos de treino na academia, danças, e muitos outros, e dentro desse grupo é muito mais fácil seguir a tribo, ao invés de ir contra uma tribo é muito mais fácil seguir uma tribo.

Molde as interferências. É um pouco covarde a pessoa sentar-se em cima do problema: "Impossível emagrecer na minha casa, minha mãe faz muitas comidas gostosas e ninguém faz exercício, é difícil", isso é covardia. Aos poucos, vá criando identidade e comece a fugir, eles têm os hábitos deles, mas você pode fazer diferente.

Faça parte de uma tribo que tenha bons hábitos. Nos grupos de corrida, qual é o assunto? Corridas, alimentação, tempos de prova, treinos e coisas assim, gera uma competição, objetivos comuns, quando está inserido no grupo começa a repetir os hábitos da tribo. É muito mais fácil criar hábitos em grupo do que sozinho.

De maneira deliberada esteja próximo de pessoas que têm os hábitos que deseja ter. Por exemplo, você pertence a uma tribo do barzinho, que se reúne para beber e jogar conversa fora, se quer instituir ali o hábito de correr, estará desafiando a tribo, e para o seu subconsciente não é atrativo, está chocando a tribo.

Você ofende a tribo quando está saindo do comportamento padrão, mas pode, naturalmente, mudar o ciclo das pessoas próximas.

O segredo do sucesso é fazer parte da tribo correta? Não. Como já dissemos, não é um ato isolado, é uma conjunção de fatores, estamos tentando mudar uma vida, passo a passo, aula a aula, fazendo ajustes, construindo a base.

10.3. TESTE ASCH

Um ajuste apenas aplicado não muda a vida de ninguém, mas o conjunto, sim. Se colocar a maioria deles em prática terá o resultado que deseja, prova disso é o teste de ASCH.

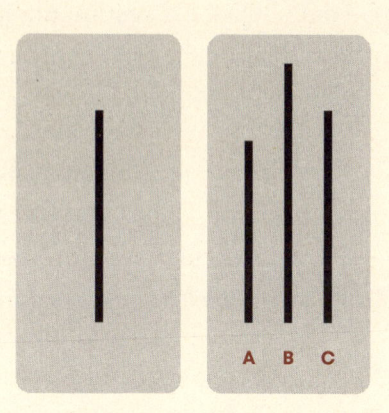

O experimento consiste em várias pessoas em uma sala, e pergunta-se qual é a menor das barras ou qual a maior. Apenas uma pessoa estava fazendo o teste, os demais eram contratados e em determinado momento todos os contratados indicaram a resposta errada, e a pessoa foi naquela resposta, também. E o que queremos dizer com isso?

> **É mais fácil seguir uma tribo do que desafiá-la.**

Como tornar um hábito irresistível? Imite os poderosos. Na academia, por exemplo, as roupas de ginástica são chamativas, não é um julgamento de moda, a questão é técnica, não só para a prática do desporto, mas existem outras questões como a cor, o corte, as camisetas têm um corte para a postura mais ereta, mostrar as definições do corpo. São detalhes inseridos propositalmente para trazer a sensação de poder. Na academia ocorre, de certa forma, uma competição, e a vestimenta também é uma forma de poder, por isso celebridades são contratadas para vender produtos.

Se o Cristiano Ronaldo usa aquela marca, eu também vou querer usar, o perfume, o xampu, quero ter o mesmo resultado, quero ser poderoso. E a mesma coisa acontece com a gameficação das plataformas que mencionei, as pessoas pontuam, têm um score.

Temos a necessidade de mostrar poder, que se dá pelo status. Quando colocam as palminhas no seu post, significa status. Quando quiser instituir um novo hábito, é importante a aprovação social.

10.4. MODELAGEM

Estabeleça uma modelagem. Quem são as referências para você? Quem seria uma referência na prática desportiva? Quem seria uma referência em treino, em alimentação?

Faço um desafio. Já mencionei a importância das redes sociais e do uso delas a seu favor. Experimente seguir apenas pessoas que falam do seu objetivo principal no momento. Em vez de duas mil, três mil pessoas, existem pessoas que falam de assuntos do seu interesse o tempo inteiro, pessoas que conheça do seu convívio ou não, pessoas que postam o tempo inteiro "treinos", e o que esse vórtice hipnótico faz na sua cabeça? Treino. As próprias redes sociais entendem isso, essa pessoa gosta de treinos, o que vou mandar para ele? Treinos. A própria rede social te identifica assim, envia os anúncios relacionados, os anúncios fazem parte do jogo. Sempre virá mais do que está fazendo. Faço esse convite, imite os poderosos, no sentido de que fazem o que você deseja e têm os resultados que você deseja, para esse momento da sua vida.

Já vimos que tornamos um hábito atrativo amarrando coisas de que precisa com coisas de que goste, o embrulho de tentações.

> **Pegue o que precisa fazer e alguma coisa que dê muito prazer e faça um recheio, coloque no meio do que faz rotineiramente.**

Coloque o hábito do que precisa fazer (treino) e depois uma recompensa (redes sociais, a série favorita, um *happy hour*, com moderação obviamente), é uma maneira de tornar esse seu novo hábito irresistível, a cerejinha, o tempero que o torna mais atrativo, para que tenha mais desejo de fazê-lo. Lembre-se, conforme vai sendo repetido cria-se o caminho neural, a ação, a recompensa e o desejo; em um primeiro momento, a dopamina vem com a execução, ou após a execução, mas, gradativamente, ela vai adiantando, até que seja perceptível já na vontade, no desejo. O cheiro de pizza, o barulho do salgadinho, é a dopamina sendo antecipada.

Faça todos os exercícios propostos, faça o seu painel de visualizações, ele deve ser diário. Tem que estar no seu painel de visualizações e no cartão de intenções o que você quer.

Lembre-se da locomotiva: no começo precisa de muita força e depois vai no embalo, desperte o desejo e torne seus novos hábitos irresistíveis.

11. O REPLAY

Tornar o hábito fácil faz com que o replay ocorra. Se tem o desejo de implementar um novo hábito é essencial criar gatilhos, coisas que associem aquilo ao seu desejo. Sabemos que no começo, o esforço é imenso, mas depois, de maneira automática ele passa a criar a sua vida; criamos o mapa mental e vira um ciclo, a satisfação da recompensa faz com que queira repetir o hábito.

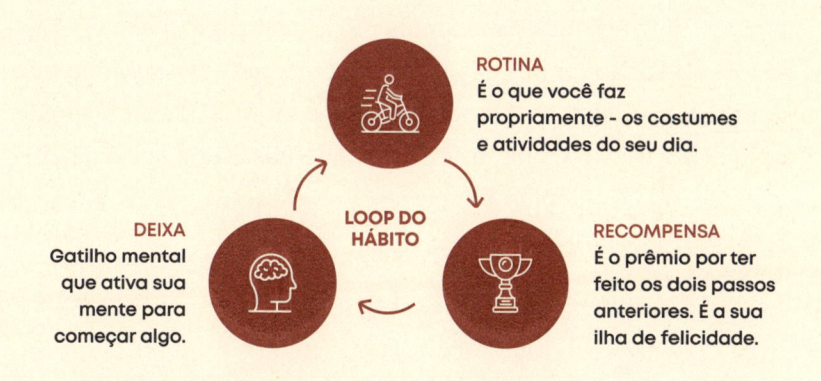

LOOP DO HÁBITO

ROTINA
É o que você faz propriamente - os costumes e atividades do seu dia.

RECOMPENSA
É o prêmio por ter feito os dois passos anteriores. É a sua ilha de felicidade.

DEIXA
Gatilho mental que ativa sua mente para começar algo.

Temos um parâmetro, 21 dias são suficientes para que o hábito se instale e em 90 dias é ratificado. No momento inicial, temos que lutar contra a preguiça, contra os sabotadores. No exemplo do treino: irá sentir dores no corpo, cansaço, sono, é o seu corpo lutando contra. O cérebro sempre quer a recompensa mais fácil e com o menor esforço, é o momento que exige a maior tração.

Está com preguiça, vá assim mesmo; está cansado, vá assim mesmo. Em um ponto em que a automaticidade age e fica natural, não precisa mais pensar em fazer o hábito, o hábito irá fazer com que queira fazê-lo.

11.1. A NEUROPLASTICIDADE

São os caminhos neurais, uma coisa repetida várias vezes cria no cérebro os caminhos neurais, que ficam escritos, gravados, armazenados e cada vez que existe o gatilho, o caminho neural diz é hora de treinar, já sabe a recompensa, e começa o efeito contrário, o hábito começa a te empurrar.

Hábitos todos nós temos, o que precisamos é ter hábitos alinhados ao que queremos. Às vezes as pessoas querem ter uma boa forma física, mas têm hábitos na contramão daquele interesse, ou ainda não tem os hábitos que a coloquem no caminho que deseja. É preciso ter consciência e dar continuidade ao plano de ação, fazer os exercícios, usar as ferramentas. Ter ciência da dificuldade inicial e depois começar.

> **Quando o hábito é instalado? Quando ultrapassar a linha, começa a acontecer de forma automática.**

Se usou o caderninho e listou seus hábitos recorrentes deve ter percebido alguns hábitos que já são automáticos, executados sem pensar, e aqui nós vamos construir hábitos que estejam relacionados com nossos desejos, o que queremos de fato, e que ocorrerão de forma automática assim como os hábitos que já temos.

Para ter uma boa forma, de maneira rasa, precisamos ter bons hábitos alimentares, bons hábitos na prática de exercícios físicos, de maneira vigorosa e constante e hábitos voltados à mentalidade, meditação, hábitos voltados ao estudo e à tarefa de reflexão. Para ter uma boa saúde preciso desses três pilares, posso criar os hábitos que desejo ter para a vida, e assim, de maneira consciente, não me preocuparei mais com isso, o subconsciente se preocupará (o automático), e você terá cada vez mais tempo, cada vez menos preocupações e poderá se preocupar com outras coisas.

Lembre-se: hábito é liberdade, porque se está feito, é automático e você vai para o próximo, é assim que se reconstrói, se obtém um novo eu.

Quando tentamos implementar um hábito e ele é difícil, o nosso cérebro tende a refutá-lo, é como o cavalo que chega na frente do obstáculo e estanca; para garantir que o hábito seja instalado vamos torná-lo cada vez mais fácil.

Algumas pessoas querem fazer tudo de uma vez, fazer tudo que nunca fez na vida, e não é assim que funciona; o cérebro irá sabotar (e ir para a academia será a pior coisa do mundo), representa dor, sofrimento, é extenuante, será doloroso para o cérebro. Como fazer de maneira mais inteligente? Jogamos o jogo dele, vamos criar o hábito tornando-o mais fácil. Temos que tornar o hábito recorrente e o cérebro, em um primeiro momento, não diferencia muito bem a carga. Ele precisa do gatilho, do desejo, da execução e uma recompensa, não importa se irá correr uma hora ou caminhar dez minutos, claro que para o resultado faz toda a diferença, mas para a consistência do hábito não.

Devemos tornar o hábito mais fácil até que seja implementado, e quando rompida a linha, o hábito te leva. Quem corre, quem treina, não importa a chuva, o sol, o frio, e isso serve para tudo, o que importa é o gatilho, o desejo, a execução e a recompensa.

Tornando o hábito fácil, vamos fazer o replay. Existem pessoas que são ou estão sedentárias por um longo tempo, e leem um livro ou foram influenciadas por alguém e de repente começam a correr todos os dias antes do trabalho, levantam às cinco da manhã e de uma hora pra outra começam. É muita coisa ao mesmo tempo, já falei que se faz necessário mexer na rotina inteira e a chance de fracasso é imensa, as pessoas começam, fazem uma semana e desistem, esses casos são recorrentes, dá para fazer? Dá. Prefiro que quem esteja partindo do zero possa dividir os passos.

O hábito deve ser ancorado primeiro. Já vimos que quando o desafio é muito grande o rompimento é brutal, e a chance de desistência é maior, o que fazer? Divida a caminhada, ou a corrida, em passos menores.

As pessoas se inscrevem na academia e desistem; elas começam e querem ficar igual à pessoa que aparece na foto do banner, ou igual à influenciadora que viram nas redes sociais, mas se esquecem de equalizar com a realidade atual delas. Quando percebem que não irão atingir o objetivo, a desistência é logo ali!

E o hábito não se instala pela quantidade. Se correr 15 quilômetros por dia ou caminhar dez minutos, é igual. O hábito irá se instalar também com os dez minutos de caminhada, fortaleça o hábito, construa a estrutura do hábito e vá crescendo, evoluindo, quando já estiver no automático, dê o próximo passo. Primeiro, vista os tênis, lembre-se do bambu, se a base for bem-feita depois vai muito rápido.

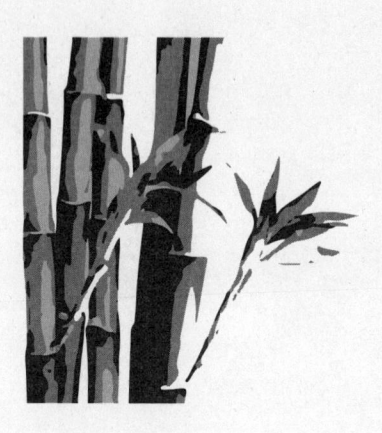

Quero que olhe o gráfico, o que difere o bom dia do mau dia, falamos dos famosos pontos de inflexão, segundo Flávio Augusto. Esses pontos existem, aquela tomada de decisão que poderá mudar a sua vida. A vida basal é determinada pelo conjunto de decisões que tomamos no dia a dia, pelas escolhas a cada momento e quanto mais boas escolhas tivermos, melhor será o dia. É o que constrói o dia, as semanas, os meses, os anos e as décadas, constrói a vida. A vida é determinada pelas escolhas diárias, desde a decisão da hora em que irá acordar, até a hora de dormir, e quando acontecer o lance decisivo, quanto mais alto estiver, quanto mais nivelar a sua vida por cima, melhores serão os pontos de inflexão.

> As pessoas ficam esperando pela bala de prata, o gol de ouro, um lance único e não é assim que funciona.

UMA NOVA VIDA

MOMENTOS DECISIVOS

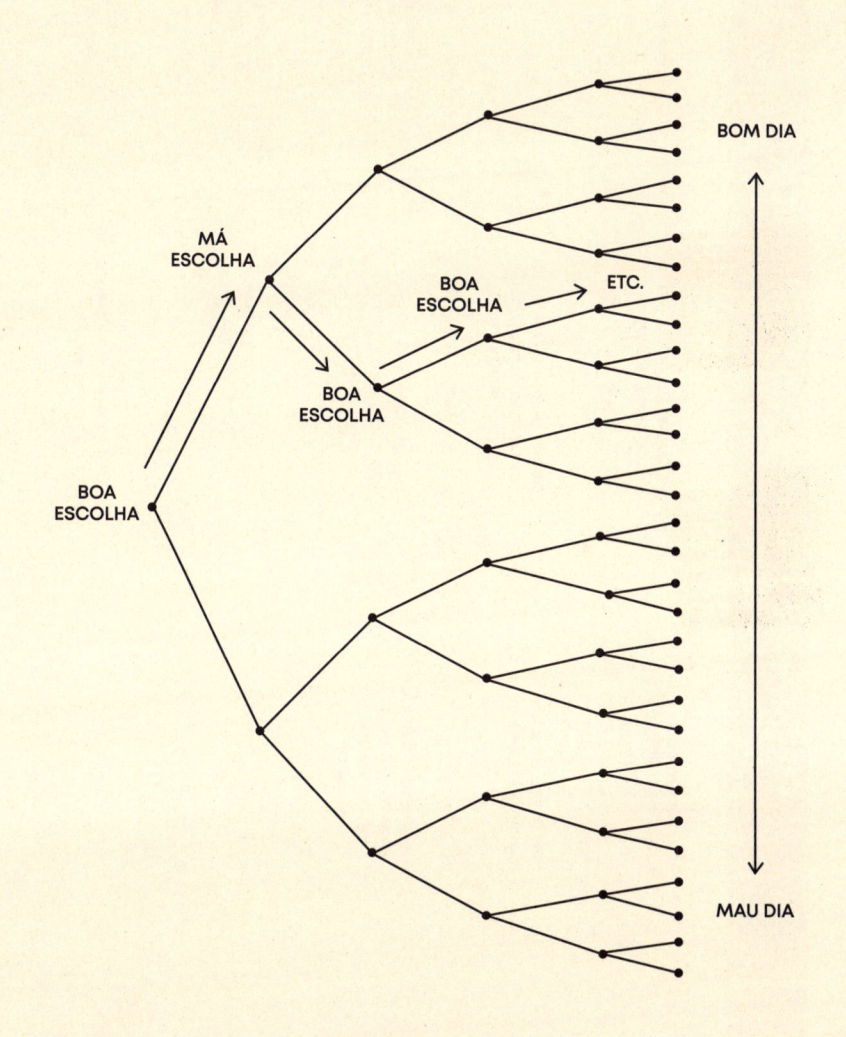

- BOA ESCOLHA
- MÁ ESCOLHA
- BOA ESCOLHA
- BOA ESCOLHA
- ETC.
- BOM DIA
- MAU DIA

LIVRO: HÁBITOS ATÔMICOS, ED. LUA DE PAPEL. AP. 161

Hábito	Acordar cedo	Tornar-se vegano	Fazer exercício
Fase 1	Estar em casa todas as noites até às 22h.	Comer vegetais em todas as refeições.	Vestir o uniforme de treino.
Fase 2	Ter todas as telas desligadas até às 22h.	Deixar de comer animais de quatro patas (boi, porco, ovelha, etc.)	Sair de casa para uma caminhada.
Fase 3	Deitar-se todos os dias às 22h para ler, conversar, meditar.	Deixar de comer animais de duas patas (frango, peru, pato, etc.)	Ir de carro para o ginásio, fazer exercício durante alguns minutos e ir embora.
Fase 4	Apagar as luzes às 22h.	Deixar de comer peixes e frutos do mar.	fazer 15 minutos de exercício pelo menos uma vez por semana.
Fase 5	Acordar às 6h.	Deixar de comer derivados (leite, queijo, ovos, etc.)	Fazer exercício três vezes por semana.

O hábito se torna fácil quando é quebrado em fases. Por exemplo, as pessoas querem acordar mais cedo, ter uma alimentação saudável, fazer mais exercícios e ter uma saúde melhor.

HÁBITO 1: ACORDAR CEDO

✔ **Fase um,** estar em casa todos os dias até às 22h, se quer acordar cedo, não pode começar pelo final (que é acordar cedo), porque será muito difícil, possivelmente, traumático, e aí desiste. Tem que começar assim, chegando em casa às 22h, mais nada. Tem que sentir o ponto, e qual é esse ponto? Quando já estiver no automático; mesmo durante o dia já estar pensando e se organizando para estar em casa no horário proposto todos os dias. Só então, vá para a segunda fase.

✔ **Fase dois,** ter todas as telas desligadas até às 22h (de acordo com o horário que queira acordar, de repente, cedo para você é 4h), faça o ajuste, tenha todas as telas desligadas até às 22h (televisores, tablets, telefones), cada um tem o seu tempo, um dia, dois dias, dez dias, até estar no automático.

✔ **Fase três,** deitar-se todos os dias às 22h, pode ler, meditar, conversar (se não mora sozinho), 22h na cama deitado, um dia, dois dias, dez dias, até estar no automático, implantou esse hábito? Sim, consolidado, e como mencionamos cada um tem o seu tempo.

✔ **Fase quatro,** apagar as luzes às 22h, a mesma coisa, o mesmo procedimento, e aí vamos para a última fase.

✔ **Fase cinco,** que é o que queríamos lá no começo, acordar às 6h.

Qual é a diferença de começar pelo final, de um dia para o outro acordar todos os dias às 6h? Diminuir a chance de desistência e aumentar a chance de sucesso na implantação do hábito, isso é a fundação, a base, a cada etapa avançada e cada vez mais consolidado, tenho certeza de que ele será implementado com sucesso.

> **O importante são as fases, cada um tem o seu tempo, para alguns um mês, dois meses ou menos, respeite a ação automática para fazer a mudança de fase.**

HÁBITO 2: QUERO ME TORNAR VEGANO

Se de uma hora para outra deixar de comer tudo de origem animal, claro que tem gente que consegue, mas imagine o tamanho da força de vontade e o choque que dará na sua vida, é traumático.

✔ **Primeira fase:** começar a comer vegetais em todas as refeições, vegetal sempre, uma semana, dez dias, um mês, não sei o tempo, chegou o ponto automático, tornou-se tranquilo na sua rotina?

Se sim, passe para a **fase dois,** que é deixar de comer carne de animais de quatro patas (boi, porco, ovelha), e veja como a adaptação irá ocorrer, alguns farão a transição muito rápido, outros mais lentamente. Entrou no automático?

Se sim, passe para a **fase três** que é deixar de comer carne de animais de duas patas (frango, peru, pato), nova adaptação novo tempo, instala o hábito e, novamente, cada um levará o seu tempo até ficar automático, não perceber mais, não sentir falta.

Então, passe para a **fase quatro** que é deixar de comer peixes e frutos do mar. Todo o ecossistema em volta deve ser trabalhado, a influência do ambiente, a completa ausência de gatilhos, as suas crenças, até deixar de comer peixes e frutos do mar.

E segue para a **última fase** que é deixar de comer todo e qualquer alimento de origem animal (leite, queijos, ovos) e se tornar vegano. Não estou fazendo pregação, é para entender como funciona para exemplos distintos e mesmo assim podemos dissecar, colocar em fases, e tornar a execução possível.

HÁBITO 3: FAZER EXERCÍCIOS

Vai começar fazendo exercício pesado todos os dias? Claro que não, a chance da desistência é enorme, a dor, as crenças, seu cérebro, o menor esforço, novamente vamos considerar tudo que vimos até aqui.

✔ **Fase um:** vou de carro até a academia e faço exercícios por alguns minutos e vou embora, a mesma coisa, por quanto tempo? Até implantar esse hábito, deve estar confortável, se tiver sofrimento e dor o seu cérebro irá refutar a ação, lembra do que ele quer? Maior satisfação com o menor esforço.

✔ **Fase dois:** a partir daí, inicie um exercício mais moderado, 15 minutos de intenso, claro, o exercício que desejar, quando conseguir esse nível de atividade três vezes por semana, implantou o hábito, já está no automático?

✔ **Fase três:** pense em ir aumentando, só não pode deixar de fazer, claro que respeitando os limites físicos e de saúde de cada um, tem quem consiga duas vezes ao dia nos cinco dias da semana.

Esse é o mapa da mina para a construção de qualquer hábito que queira, usei esses três exemplos distintos, mas pode adaptar para tudo que queira, tudo que desejar para sua vida.

Agora é com você, assim como o caderninho, o painel de visualizações, os cartões de intenção e tudo que vimos até aqui. **Coloque em prática.** A intenção é trazer uma transformação de maneira imediata, e toda transformação é somatizada uma a uma, alteração a alteração. Agregar a cada fase uma melhor escolha, a soma do um porcento diário, e quanto mais agregar, maiores serão as mudanças nos dias, meses, anos, décadas e consequentemente na vida.

> 66
>
> **Escolha um ou dois novos hábitos e comece devagar. Use o que viu aqui, quebre seu novo hábito em fases; não comece pelo final, e conforme for implementando, com sucesso, crie novos hábitos.**

O que você tem aqui é ouro. Em muitos atendimentos como tutor, como coaching e terapeuta, tratei de instalações de hábitos e sei que dá certo; deu certo comigo, com as pessoas que me procuraram e dará certo com você.

O *mindset* acontecerá exatamente dessa forma, porque tem a energia, e as ações são movidas pelo que pensa. Por isso é muito importante colocar em prática, desde o primeiro dia, todos os exercícios propostos.

> **A partir do momento em que vive uma experiência é gerada uma emoção; a emoção gera um pensamento; os pensamentos determinam as ações e essas ações geram uma experiência de vida.**

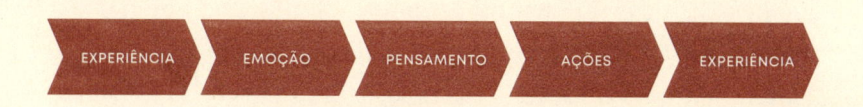

EXPERIÊNCIA → EMOÇÃO → PENSAMENTO → AÇÕES → EXPERIÊNCIA

Querendo ou não, é um ciclo e sempre irá acontecer, é assim que funcionamos, e conseguimos dominar o que estará no ciclo, experiência, emoção, pensamento e ação. O caminho para interromper é o meu pensamento que irá determinar as minhas ações, essas minhas ações geram uma experiência e essa experiência traz a emoção.

Somos capazes de construir a vida que queremos ter, uma nova vida, você é o escultor da vida que leva. Controle os seus pensamentos e controlará as suas ações e emoções, controle o seu pensamento e tenha a sua vida na sua mão. Com o autoconhecimento e autocontrole começamos a construir a vida que queremos.

De maneira prática, é preciso ser para depois fazer, para depois ter, qual é o intuito desse fluxo? Quero mudar o ciclo, pensamento, ação, emoção, experiência, quero ser antes de ter, quero ser antes de fazer. Vou direto à maior das queixas do dia a dia, que é a questão do dinheiro. Se você quer ter dinheiro, antes, tem que ser uma pessoa que tem dinheiro primeiro; se quer ter um corpo em forma, seja qual for, tem que ser a pessoa primeiro. A partir do momento em que é a pessoa, será mais fácil a transformação, que ocorre de dentro para fora.

Na prática, as pessoas me dizem, queria ter dinheiro, muito dinheiro, e digo que é justo, é digno, cada um pode desejar ter o que quiser, mas por que quer ter muito dinheiro? Ah, quero comprar o que quiser, quero viajar. Por que quer isso? E sigo perguntando, até chegar à resposta: porque vou ser feliz ou porque posso cuidar do meu filho. Sempre termina no que move a pessoa. Que tal então invertermos, ao invés de condicionar o ter dinheiro para ser feliz, seja feliz hoje, agora, sem condicionantes, e assim sua vida destrava. Seja feliz, cuide dos seus filhos, hoje, sem condicionantes.

Se não for você, hoje, será um eterno comprador de si mesmo, por exemplo, pessoas que colocam a emoção, a razão de ser e existir em alguma coisa, desde um celular de último modelo, carro, casa. Nenhum problema ter o objetivo de ter uma casa, só não pode ser a razão de ser. Precisamos mudar na cabeça de milhões de pessoas sobre qual é o papel de cada um, porque isso não condiciona sua razão de ser.

Algumas pessoas dizem que só serão felizes quando tiverem a sua casa. É o princípio do fim, porque nunca terá fim, virá o modelo de telefone mais novo o carro mais novo; a alegria de ter algo novo dura pouco tempo, porque não está sendo trabalhado o SER, está sendo trabalhado o TER, e fica na eterna roda de ratos.

Sabemos que existem tantos casos de pessoas com muitos recursos materiais e que vivem de maneira infeliz, e podem evoluir para casos graves, psicológicos, e chegar ao suicídio, infelizmente. Dizem, ele tinha tudo, tinha casa, carro, iate, e essa é a prova que o SER não tem nada a ver com o TER.

Acontece com tudo na vida, inclusive nos relacionamentos: quero encontrar alguém que me faça feliz. Seja feliz primeiro, esteja nessa vibração primeiro, esteja na frequência para ter uma pessoa com a qual se relacionar, casar-se, constituir família e viver muitos anos, se for essa a sua vontade. Isso não é dito nos bancos de escola, a sociedade não fala, mas as pessoas precisam entender, desde sempre elas conduzem a vida delas de maneira errada, baseada em ter e fazer e não baseada em ser, e a partir de hoje espero que você mude o ciclo, passe a SER primeiro.

EXERCÍCIO

Quero agora que pense de uma a três coisas que deseja muito na vida, faremos um por vez.

Comece a visualizar, por exemplo, uma viagem, um lugar que queira muito conhecer, talvez queira ser aprovado em um concurso público, ou se graduar na profissão que deseja, cada um de nós tem algo que nos move.

Escolha uma música que seja a música da sua visualização, não importa qual música; há um requisito: ela não pode ter nenhuma associação emocional para você, não pode ser a música que traga uma lembrança da infância, familiar, amorosa, não pode ser uma que já tenha associação, para embalar a visualização.

Escolha um cheiro, não importa se é um perfume, uma fragrância ou essência. Por exemplo, tenho memórias musicais e olfativas de diversas fases da vida, quando ainda morava no Brasil tinha uma música em que me visualizava morando na Europa, uma música do Roxette, incrível, e foi assim que aconteceu, e o cheiro complementa na imersão.

Escolha um objeto, por exemplo, no painel de visualizações, a foto do lugar que quer conhecer, do carro, coloque a música, pode usar os fones de ouvido, e será imerso nessa realidade. Lembre-se que seus pensamentos geram as ações que geram a emoção que gera a realidade, e assim acabamos atraindo mais disso.

> O piloto automático te levará ao destino traçado, para onde está programado. Essa é a tarefa e sugiro que coloque em prática imediatamente. É muito prazeroso tirar um momento para si, se ancorar ao estado positivo (lembre-se da caminhada, da meditação), se conectar e mudar a vibração do seu dia e a sua vida começará a vibrar de maneira diferente.

> 66
> **Conclusão: você não atrai aquilo que quer e sim o que sente.**

PARA NÃO ESQUECER

✔ Temos que alinhar o que queremos com o que sentimos e o que fazemos com o exercício proposto. Estamos aprendendo e colocando em prática o lema preciso ser, para depois fazer, para depois ter.

✔ A Lei da Atração é baseada na Lei da Vibração, temos um campo eletromagnético ao nosso redor que é movido pelo que sentimos. Temos muitas comprovações, inclusive científicas, sobre a visualização, mencionamos o experimento da Universidade de Cleveland, em Ohio, sobre o poder da visualização;

imagine quando aliamos os dois, a visualização e a capacidade de executar coisas, como no exemplo dos atletas de alto nível que executam mentalmente suas ações. Preparamo-nos para as tomadas de decisões.

✔ Vimos o ciclo de sentimento, experiência, emoção, pensamento e ação, temos uma experiência, que nos gera uma emoção, que por sua vez gera um pensamento, os pensamentos determinam suas ações, suas ações trazem uma experiência de vida e esse ciclo pode ser interrompido com o condicionamento dos nossos pensamentos.

✔ Vimos a importância do ser antes de ter; seja a pessoa que tem uma boa forma física, seja a pessoa que faz exercícios, seja a pessoa que lê um livro por mês, seja a pessoa que corre maratonas, seja a pessoa que tem dinheiro, seja a pessoa que tem um grande amor. Seja essa pessoa primeiro, e assim as coisas começam a acontecer. Sei que é um choque de realidade de cultura, de crenças, de décadas de vida, mas precisa começar a entender, é o princípio da mudança.

✔ E, finalmente, faça a visualização poderosa, o último exercício proposto, coloque em prática o mais rápido possível. Usei na minha vida em vários momentos e sempre funcionou.

> Canalize sua energia e seu foco para o que deseja e sua vida começará a funcionar em uma frequência diferente.

DAVID
NOVA
VIDA
UMA
UMA
VIDA
NOVA
DAVID
UMA
VIDA

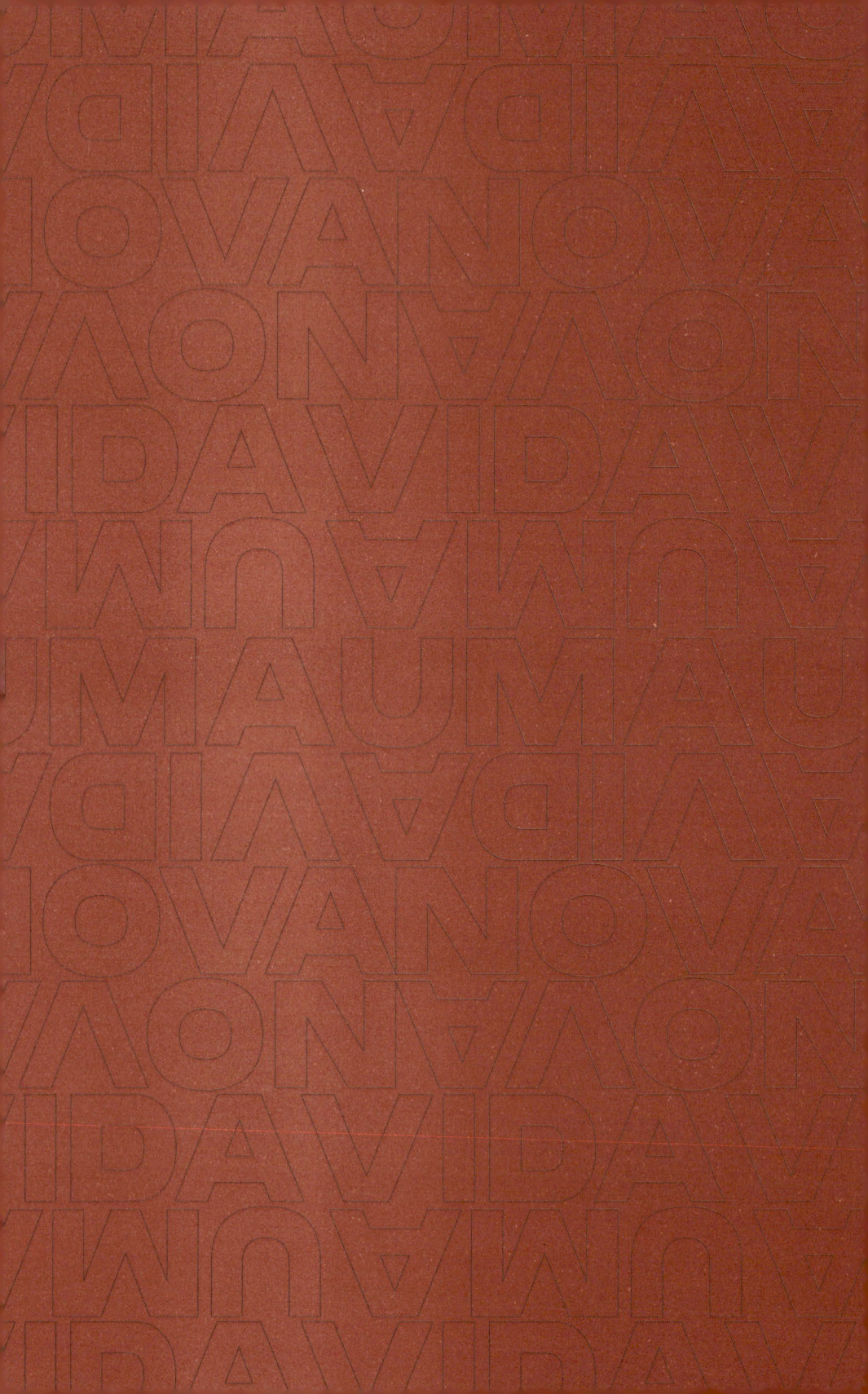

12. UM NOVO CORPO

Quando falamos de um novo corpo estamos falando, realmente, de reconstruir um corpo. Vamos falar de corpo, aparência e para mudar, precisamos primeiro mudar a mente. Com a psicocibernética entendemos as consequências das nossas ações e sabemos que são guiadas pelo pensamento.

Para começar qualquer processo, seja qual for, é preciso entender por que se quer aquilo. Se quer engordar, emagrecer, ganhar massa magra, perder gordurinha, fortalecer, não importa qual é o caso. Primeiro, é preciso entender por quê!

O que mais comentam e curtem nos posts e nas mentorias é o emagrecimento, então vou por esse caminho de exemplo, mas se aplica para qualquer caso, o processo é o mesmo. Faça a adequação de acordo com o seu caso.

"Eu quero emagrecer". Por quê? Essa é a primeira pergunta! É onde o meu trabalho começa e vou direto ao ponto para trabalhar de dentro para fora, embora todas as camadas precisem ser trabalhadas.

Irei para a camada mais interna que é a motivação. Saiba por que quer emagrecer. É pela saúde? É para se sentir melhor? Ser mais atraente? Chamar mais a atenção? Ter todas essas cartas na mesa, já será um começo. Por que quer se sentir mais atraente? Encontrar um(a) namorado(a)? Precisamos ter as cartas na mesa! "Ah, é porque o médico disse que se não emagrecer, vou morrer". Pronto, é isso.

Sempre buscamos sentir-nos superiores, em qualquer área. O ser humano vive isso todos os dias, e é o que estamos trabalhando aqui.

Para estabelecermos um novo corpo, voltarei à questão primária: O que você quer? É preciso ter o objetivo em mente, para poder "configurar o GPS" da mentalidade. Aprenda a usar a psicocibernética a seu favor.

> **Sempre teremos um estado desejado e um outro estado indesejado.**

Quais são os seus valores? Se eu perguntar para um ocidental contemporâneo, provavelmente ele dirá que é um corpo magro. Se perguntar para um praticante de sumô é o contrário, quanto maior e mais pesado melhor.

No exemplo hipotético, por que você quer emagrecer? Coloque as cartas na mesa e irá surgir uma coisa chamada motivação, *Motiv+Ação,* que nada mais é que motivo para ação, o motivo para agir.

Quantos casos de pessoas que passaram anos lutando com a balança, fazendo a dicta da lua, da sopa, emagreciam e ganhavam o peso de volta, e sempre lutando.

Então, a pessoa se divorcia ou termina o namoro e seis meses depois está totalmente repaginada, está mais magra, agora faz exercícios (que nunca tinha tempo), se alimenta melhor, faz coisas que nunca fez antes, mudou o cabelo, comprou roupas novas, se sente mais confortável com determinado tipo de roupa, toda a vida muda.

Não quer dizer que não tivesse antes, mas agora encontrou de fato um motivo para a ação, dentro dela. E eles são os mais diversos, desde mostrar para o(a) ex-namorado(a) ou ex-esposo(a) que está bem, ou encontrar um novo amor, mas de alguma forma, ele(a) encontrou essa motivação. Tenho certeza de que já viu um caso assim ou eventualmente até passou por isso.

AS 3 CAMADAS DA MUDANÇA DE COMPORTAMENTO

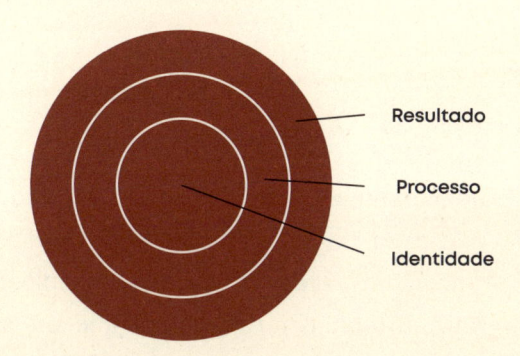

- Resultado
- Processo
- Identidade

E agora trago essa imagem, as três camadas do comportamento: **identidade, processo e resultado.**

12.1. RESULTADO

Quando estamos focados apenas no resultado, por exemplo, emagrecer dez quilos, se focar apenas no resultado, será muito fraco, raso. Pode até conseguir, mas depois vem o rebote, e serve para qualquer área da vida para qualquer coisa que deseje alcançar.

> 66
> **É muito superficial focar apenas no resultado.**

Na primeira dificuldade você abandona, qualquer intempérie te fará parar. Se chover não vai treinar, se está trabalhando muito não se alimenta direito, alguma mudança na rotina e faltará na academia. É muito fraco porque está focado apenas no resultado.

12.2. PROCESSO

Na camada um pouco mais interna, a camada do processo, já existe uma estrutura. Se estamos falando do desejo de treinar, pode ser contratar um *personal trainer*, por exemplo, ou o método de treino XYZ. Está mais forte, melhor que antes, pois sabe que, se seguir o treinamento da planilha por um, dois ou três meses, seguir a prescrição da nutricionista, já tem um caminho, mas ainda assim está preso no processo, não mudou a sua vida ou quem você é.

E se a academia fechar, o que acontece? Tivemos esse exemplo claro na pandemia. E se o seu *personal trainer* mudar de país? E se você não puder mais pagar?

> **Nesta camada já é benéfico, mas ainda é algo postiço. Qualquer alteração no cenário levará você para a estaca zero.**

12.3. IDENTIDADE

"Sou uma pessoa que treina, sou uma pessoa que vai à academia todos os dias, sou uma pessoa que corre todos os dias, sou uma pessoa que se alimenta corretamente".

> **Trabalhando quem você é, muda a perspectiva das coisas.**

Por exemplo, as pessoas que levam o exercício a sério, quando viajam já se programam, "como é que vou treinar enquanto estiver viajando?".

Alguns agendam um *personal* na cidade, já descobrem onde é o parque mais próximo, ou levam uma planilha de exercícios, que possam fazer no quarto, e assim fica tudo mais fácil. **Não estão presos a nenhum processo** porque "é" aquilo. Inclusive, conheço pessoas ligadas à corrida, que antes mesmo de comprar o bilhete já pensam onde vão treinar no destino. Seja na fazenda, na praia ou em Nova Iorque. É instintivo, faz parte delas.

Uma pessoa que se alimenta bem, não está presa, tem uma alimentação saudável, já assumiu uma identidade, não precisa de um roteiro, não precisa da lista colada na geladeira, simplesmente, irá se alimentar bem estando em casa ou em qualquer lugar.

Ela sabe os seus objetivos, já assumiu a identidade de ser uma pessoa que se alimenta bem, e isso é muito robusto, você não consegue interferir. Um vegano pode ir a um churrasco e irá comer uma saladinha, uma massa, não terá problema algum com o churrasco, porque ele é aquilo.

> **A identidade reforçada funciona tão bem, que se a pessoa sabe que não tem o que ela prefere comer, ela come em casa antes de ir.**

12.4. AS TRÊS CAMADAS DO COMPORTAMENTO

✔ Os resultados têm a ver com o que conseguimos;

✔ Os processos com aquilo que fazemos;

✔ A identidade com aquilo em que acreditamos;

Com hábitos ancorados no resultado, o foco está no que se pretende alcançar. Com hábitos ancorados na identidade, o foco está em quem deseja se tornar.

Enquanto estiver focado no resultado, é muito fraco, é superficial. O "quero ser magro" (ajuste conforme o seu objetivo), será derrubado por qualquer pequeno contratempo, por isso as pessoas ficam pelo caminho, começam vários processos e desistem. Quando trabalhar o "serei magro se fizer esse plano", colocará o foco no processo, que é um pouco mais forte, mas ainda é fraco.

Quando você se torna algo, não está mais preso ao processo, traçará a rota, se planejará. **Primeiro SER, depois FAZER e depois TER.**

Já vimos anteriormente que se quer emagrecer, primeiro tem que ser uma pessoa magra. Seja, antes de ter. Primeiro na mente e depois na mão. Esse gatilho muda vidas, mesmo.

Vamos entender: a meta não é correr uma maratona e sim tornar-se um corredor. O que fazemos é uma indicação do tipo de pessoa que julgamos ser.

Quando me tornar um corredor, a coisa começa a ser automática naturalmente, não farei nada contra isso. Não farei nada que irá prejudicar a minha identidade (que é ser um corredor), desde a alimentação, agenda (encaixar trabalho, estudos, viagens), sempre de acordo com meu treino, porque preciso treinar, preciso correr porque sou um corredor, é simples assim. Se a maratona é cancelada você continuará treinando porque é um corredor.

É importante entender quem é, mas antes disso, descobrir a pessoa que deseja ser. O que você realmente quer? Quem é você? Cadê o caderninho?

Coisas como o "eu sou um corredor", "eu corri a maratona em 2022", painel de visualizações, se feitos todos os dias, começarão a trabalhar gradativamente nas camadas que queremos atingir. De dentro para fora.

Assim, irá mudando quem você é primeiro, e fatalmente, os resultados virão na esteira, pode demorar um dia, um mês, um ano, mas você está construindo o resultado, porque nunca deixará de ser quem você é. O resultado deverá ser construído primeiro na sua cabeça.

Reforce a sua identidade, use o caderninho, diariamente, e já deve ter o seu painel de visualizações.

Todos nós vivemos uma rotina absurda, trabalho, estudo, filhos, contas, todos vivemos esses estresses do homem moderno, e isso gera um problema, o eterno e cíclico estado de estresse, do momento em que acordamos, até quando vamos dormir. Muitos não dormem o tempo necessário, toca o despertador e saem apressados, o coração acelera, ficam ofegantes, bravos, o ônibus lotado ou o trânsito, o cuidado com os pertences para não serem roubados. Chegam ao trabalho, em cima da hora, o chefe já deu aquela olhadinha, já encaram uma leva de "pepinos" e assim vão até o fim do dia.

Eterno estado de estresse, e veja o que acontece: nós existimos há 300 mil anos e somos modernos há pouco tempo, vivendo nas grandes metrópoles. O mecanismo que sempre menciono que é o **corra, lute ou se esconda,** que herdamos dos nossos ancestrais, continua ali, a atuar o tempo todo.

Eles tinham que lidar com predadores, inimigos, invasões, as intempéries que podiam ceifar suas vidas. Só que hoje em dia é de hora em hora, se ficar vendo notícias, então, é de minuto em minuto.

Preocupamo-nos com a decisão do presidente da Coreia, a guerra na Ucrânia, porque o jornal dá a notícia. Tem que gerar dinheiro, os anunciantes, tem que reter as pessoas e a melhor maneira de reter o público humano é mostrando desgraças, porque nós estamos sempre alertas à espera de perigos.

Os nossos ancestrais não foram os que ficaram contemplando o arco-íris, a natureza, a borboleta (esses, o leão comeu ou a tempestade matou; ou morreu de fome porque perdeu a colheita). O ancestral que nos deu origem é aquele que estava atento aos perigos e se reflete até os dias atuais.

A nossa luta hoje em dia não é mais com os leões. Nossa luta é com os boletos que estão vencendo e não temos o dinheiro necessário; é com o ponto de ônibus cheio; com o ônibus que passa e não para; a marginal parada, saber se o motociclista que parou do seu lado é um entregador honesto ou um ladrão.

É constante e gera uma série de problemas, que desencadeia a substância chamada cortisol, o famoso hormônio do estresse. Quem já fez exames de sangue voltados para a parte metabólica, provavelmente, já mediu o cortisol, e quanto mais alto, maior o nível de estresse.

A consciência é que consegue mudar a sua percepção de algumas coisas e ter uma vida melhor e um novo corpo.

> **O cortisol é responsável pelo estado de corra, lute ou se esconda, e nossos ancestrais os utilizavam apenas em momentos pontuais.**

Já as novas situações de estresse acontecem o tempo inteiro, é como se andássemos com o carro em uma rodovia sempre em primeira marcha. Você se prepara para uma situação de perigo que não existe, acelera o coração, os pulmões se expandem, a respiração muda e vários problemas de saúde são, comprovadamente, causados por uso indevido do corpo.

UM CONSTANTE ESTADO DE BLITZ

CORAÇÃO

- ✔ Arritmia
- ✔ Pressão alta
- ✔ Problemas vasculares

METABOLISMO

- ✔ Maior acúmulo de gordura do corpo
- ✔ Diminuição de sais minerais
- ✔ Desajuste hormonal
- ✔ Falta de libido

SISTEMA DIGESTIVO

- ✔ Indigestão
- ✔ Refluxo
- ✔ Úlceras
- ✔ Gastrite

SISTEMA IMUNOLÓGICO

- ✔ Gripes
- ✔ Alergias
- ✔ Câncer
- ✔ Doenças autoimunes

Quando dizemos que um assunto é indigesto, é porque em estado de estresse o sangue sai das vísceras e se desloca para os membros, e temos uma indigestão, que pode causar refluxo. Começa a desgastar, pode evoluir para uma úlcera ou gastrite.

Todo o metabolismo desajusta, tudo por conta do estresse, desajuste hormonal causa diversos problemas. E o que devemos fazer? Devemos trazer o ritmo de volta.

Exercício

✔ Crie consciência no campo do coração, coloque uma mão em cima da outra em forma de concha sobre o externo, feche os olhos e sinta seu coração. Vai melhorar o fluxo de energia entre ele e o cérebro. Assim começa a "olhar para dentro".

✔ A coerência fará com que essa "orquestra" toque cada vez mais sincronizada. Você irá experimentar uma sensação de conforto e acalento.

✔ Faça pela manhã quando estiver praticando a gratidão.

✔ Algumas vezes ao dia, respire, três segundos inspirando e três segundo expirando. Inspire pelo nariz e solte o ar pela boca, um minuto, dois minutos e verá que já muda o seu ritmo.

> ✔ Respiração consciente, preste atenção à sua respiração, comece a respirar um pouco mais devagar que o habitual. Se você pratica yoga, meditação, já sabe disso.
>
> ✔ Tome de cinco a seis segundos para inalar e o mesmo tempo para exalar. Esse simples passo envia um segundo sinal para o corpo, diz que você está seguro e em um lugar que apoia o seu processo, uma respiração profunda e lenta estimula o relaxamento do sistema nervoso.
>
> ✔ A respiração consciente, o despertar do corpo, pela manhã é ótimo, mas faça, encaixe como for melhor para você, pode ser no banho.
>
> ✔ Lembre-se de ser grato.

Seja grato por tudo, pelo seu corpo, sua visão, seus braços, pelos seus órgãos perfeitos, pelas suas pernas, e isso é ativacional. Seja grato pelo que é, pelo que tem, pelos seus antepassados, amigos, familiares, colegas de trabalho, patrão ou empregados.

Pergunte ao seu coração e ele responderá, mantenha o foco no coração, faça uma pergunta clara e objetiva a si mesmo e medite. Está lá o que realmente quer, é você com você mesmo. O que quer para a vida? Pergunte ao seu coração e ele responderá!

Esse momento de concentração, de conexão com o mundo que o cerca. Verá que as coisas irão funcionar de uma maneira diferente.

12.5. CRENÇAS SOBRE O CORPO

Tenho certeza de que algumas você conhece e até pratica. Eu me identifico com algumas e outras já corrigi.

- ✔ Não comecei a dieta ou atividade física ainda porque não estou motivado.

- ✔ Na minha família são todos gordos, não tenho como emagrecer.

- ✔ Eu tenho genética para engordar.

- ✔ Tenho estrutura larga, são meus ossos que são largos (matamos essa crença com a foto comum da internet de ressonância, em que vemos uma pessoa obesa e uma pessoa magra e a mesma estrutura óssea).

- ✔ Não importa quais alimentos ou quanto eu coma, sempre engordo. Eu tenho um amigo bem magrinho que come bem mais que eu e não engorda. Talvez eu tenha nascido para ser assim.

- ✔ Eu não levo jeito para fazer atividade física.

- ✔ Eu não emagreço com exercícios.

- ✔ Eu não consigo emagrecer.

- ✔ Meu metabolismo é lento.

- ✔ Academia é muito chato. As pessoas ficam na academia se comparando, isso não é para mim. E o que é para você então? Simplesmente, não fazer nada? Faça em casa então, ande na praça. Os exercícios de força são muito importantes para o nosso corpo e para o nosso metabolismo.

- ✔ Eu sou ansioso.

- ✔ Jogar comida fora é pecado. Eu trabalho essa em mim até hoje.

- ✔ Não podemos jogar comida fora porque tem muita gente passando fome no mundo.

- ✔ Prefiro ser inteligente a ser bonita. Desculpe. Pode ter um corpo em forma com saúde e metabolismo equilibrado e, também, ser inteligente, se destacar intelectualmente em alguma área. Isso é crença.

- ✔ Beleza não põe mesa.

- ✔ O que importa é a beleza interior.

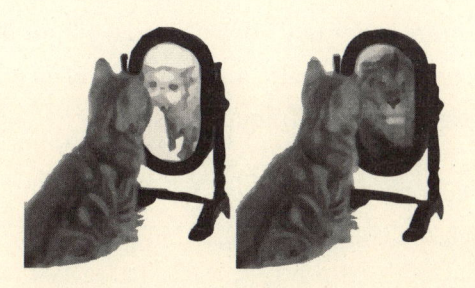

E todas essas crenças nos levam ao famoso desenho do gatinho, a sua autoimagem, o que de fato está dentro da sua cabeça, determinará a sua realidade.

O que você vê? Você não pode se ver como uma pessoa que, por exemplo, "sempre irá engordar, não importando o que coma", ou que "é preguiçoso para ir à academia" ou ainda que "não gosta disso, isso não é para você".

> **Seja um não preguiçoso, seja ativo, mude a sua autoimagem, é uma tomada de decisão que precisa ser feita.**

As pessoas se dizem preguiçosas e desorganizadas como se isso fosse um decreto imutável, sou preguiçoso e pronto acabou, e não é assim que funciona. Voltamos a Síndrome de Gabriela.

Lembrando, que falo mais sobre emagrecimento por ser a maior demanda, mas se aplica para tudo na vida. Ajuste de acordo com a sua necessidade.

E eu pergunto: Por que você engorda, ou por que não emagrece? E a resposta dirá qual é a sua crença. E quando faço essa pergunta as respostas mais frequentes são:

- ✔ Eu engordo porque sou ansioso, qualquer coisa me estresso e como demais.

- ✔ Eu engordo porque não tenho tempo. Eu estou fora de forma porque não tenho tempo.

- ✔ Eu engordo porque tenho preguiça de treinar.

Qual é a sua resposta? Você já tentou emagrecer? E por que não deu certo? Ao responder com sinceridade, passa a ter consciência, não é um toque de mágica que irá resolver tudo, não! Trará uma luz, uma clareza, um aumento de consciência a respeito do que você é e porque faz as coisas que faz.

Pode tomar as providências, pode procurar ajuda terapêutica, porque você pensa isso e se, realmente, é verdade, comece a procurar informações, comece a estudar, trabalhe.

Espero realmente que tenha sido o primeiro passo, para um novo corpo. Essa tomada de decisão fará com que os próximos passos sejam dados. Procure profissionais competentes das mais diversas áreas para te ajudar. Médicos, nutricionistas, educadores de educação física, farão com que avance mais rápido ao encontro dos seus objetivos, sejam eles quais forem. Mas o primeiro passo é seu! Assuma a responsabilidade e avance.

EXERCÍCIO

Por que você engorda ou não emagrece?

Faça a adequação da pergunta ao seu caso (ganho de peso, massa magra etc.), e é claro, estou excluindo as patologias. E se for o caso, inclusive, procure tratamento médico. Com os resultados dos exames, as questões clínicas (como hipotireoidismo ou hipertireoidismo), podem demandar adequações na dieta, estilo de vida e medicações.

E quando você começa a trabalhar nisso, estará apto a buscar o entendimento, para trilhar, para buscar os caminhos para resolver os problemas que não, necessariamente, estão relacionados à mente. Quando você resolve a sua "orquestra sem ritmo", até a tireoide começa a trabalhar melhor.

> O comportamento e a mente devem estar alinhados com o que desejamos.

É apenas mais uma dificuldade, como a do tempo, e as outras situações que vimos como filhos, casa, trabalho, rotina, enfim, cada um tem as suas limitações e cada um tem que lidar com elas.

Você já tentou emagrecer? E por que não deu certo? Sabendo com clareza, irá trazer a crença para o debate. Saberemos o que te limita. A motivação vem junto, é um círculo, você não sabe o que veio primeiro, mas um puxa o outro, comece a fazer, para ter motivação e terá motivação conforme avançar e com essa motivação consegue fazer mais e conforme fizer mais, terá ainda mais motivação.

> **Tem que quebrar a inércia, e quebrar a inércia, como dizem os físicos, é a parte mais difícil.**

A mente é a parte mais difícil, exige um esforço imenso, vemos isso no gráfico de esforço dos hábitos, para sair do estado zero é necessária muita força, assim como um carro, um ônibus, para sair da inércia precisa de muita força, muito torque, muita pressão. Mas quando atinge 80, 100 quilômetros por hora, precisa de pouca força, o embalo leva, e isso acontece conosco.

Já conheceu alguém que tem o hábito de treinar e com o passar do dia, se ainda não treinou, começa a ficar agoniado, e se não consegue, fica inquieto? É o tal "embalo" ao qual me referi. Chega um ponto em que tal atividade faz falta. A construção do hábito requer muito esforço, mas depois o hábito te empurra, como na locomotiva.

Eu, por exemplo, viajo muito e é muito penoso ficar um dia sem treinar; quando vou viajar já crio uma rota, já levo isso, levo aquilo, quero saber se o hotel tem academia. No automático, da mesma forma que alguém que tem o hábito de fumar e faz uma viagem longa, se programa para não ficar sem cigarros. É a mesma coisa, o processo no cérebro é o mesmo.

EXERCÍCIO

Por que está nesta situação de sobrepeso (ou outra crença)? Escreva, reflita, medite. Depois, por que crê que engorda ou não emagrece? A mesma coisa, escreva.

_____
_____
_____
_____
_____
_____
_____
_____
_____
_____

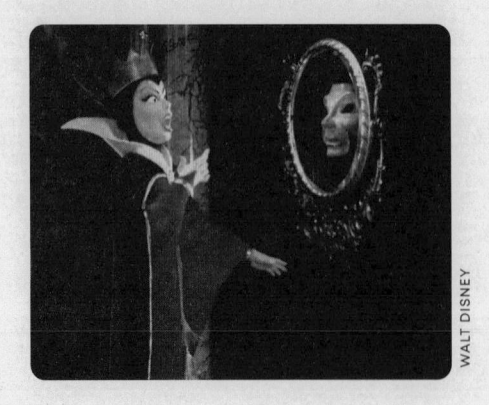

Por que engorda ou por que não emagrece? Ao responder você trará o espelho para a discussão. Mas não qualquer espelho, o seu espelho, aquele que representa o que pensa a respeito de si mesmo.

É muito comum ouvir de pessoas que acreditam que poderiam estar em melhor forma física, que a razão para estarem nessa condição são a preguiça ou a ansiedade. Ou seja, é isso o que enxerga em seu espelho: uma pessoa ansiosa e preguiçosa.

E como mudar? Vivendo o agora, situado no hoje, esse é um ótimo ponto de partida. Enxergar o problema é o primeiro passo para resolvê-lo. Outro é estabelecer a meta e a ação de maneira diária e nisso tenho certeza de que o caderninho te ajudará. Por isso, a cada linha escrita, sinta-se de fato daquela forma.

Com o passar do tempo, começará a "ser" outra pessoa. Ser primeiro por dentro, para depois ser por fora. Lembre-se da psicocibernética, do setup.

> Mude a imagem que tem de si mesmo e a sua mente traçará a rota para o destino.

Espero que esteja fazendo todos os dias os exercícios ativacionais do caderninho, essenciais para reescrever a sua imagem: eu tenho x quilos em tal data; sou uma pessoa comprometida com os exercícios físicos, treino x minutos por semana, por dia. Seja essa pessoa na mente, reprograme a mente, reprograme uma crença (surgida por trauma ou repetição).

Está provado que um hábito pode ser escrito em uma certa quantidade de tempo e repetição. Ao final deste livro, seguindo exatamente como estamos colocando aqui, terá a mudança de vida que deseja.

Estou propondo a reconstrução desde o começo, e quando estivermos no rearranjo dos hábitos e das crenças, é importante que passe a escrever o contrário, no caderninho.

Se responder aqui que é desorganizado, comece a escrever no caderninho: sou uma pessoa organizada e tenho a pauta do meu dia no caderno, na agenda; sou uma pessoa muito organizada e não perco nenhum compromisso.

Isso é a mente! Você sendo aquilo que quer ser. Às vezes, não entendemos, pela nossa programação que vem desde o nascimento, mas podemos mudar. Você pode mudar, e eu vou te ajudar.

13. UMA NOVA CONTA BANCÁRIA

Já sabemos um pouco sobre a mente consciente e subconsciente, vimos o modelo de Dr. Thurman Fleet, e para lembrarmos que 95% do que fazemos é feito de maneira subconsciente, não é que está desacordado, mas que não está pensando, deliberadamente, naquela decisão.

Quando você acorda, não pensa como irá vestir a calça, como vai ligar o carro, como vai passar as marchas. Quando estava aprendendo tinha que focar toda a atenção em cada uma das ações. Era difícil até amarrar os sapatos, ou na autoescola olhava para o volante, olhava para o câmbio, engatar a marcha, soltar a embreagem e ao mesmo tempo apertar o acelerador, tudo era muito calculado, muito consciente até aprender. Sai do campo do consciente e vai para o automático.

Desde que aprendeu, passou a ser um padrão, um processo automatizado no cérebro.

Na minha época, o instrutor da autoescola perguntava: Você já dirige? Porque se não dirige é mais fácil de ensinar, é uma folha em branco, mas se já dirige tem o que chamam de vícios, que são padrões. Muitas vezes, os padrões estão errados, e é muito mais fácil ensinar do que mudar quando aprendeu da forma errada, ou seja, já criou padrões. O instrutor de autoescola precisará verificar e reescrever o que for necessário.

Mexer em padrões é mais difícil, mas vamos aprender a reescrever padrões.

Retomando o assunto dinheiro, veja essa imagem:

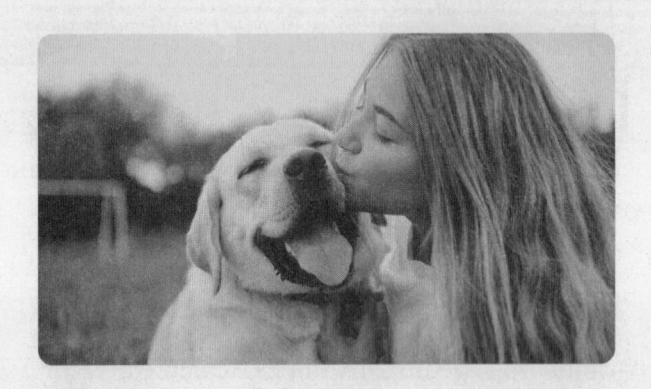

O que vê? E as respostas que normalmente surgem são: carinho, amor, dedicação, relação de afeto, cuidado, zelo, coisas relacionadas a esse tipo de sentimento.

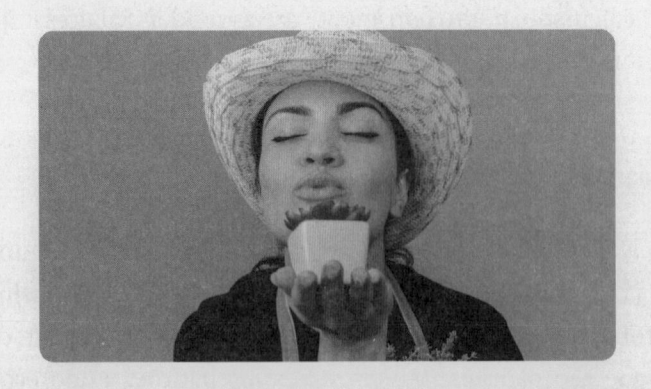

Na próxima imagem, veja que não se trata de uma relação entre humanos, não é algo de pessoa para pessoa, mas está permeada de carinho, amor, dedicação, afeto, cuidado, zelo, além de companheirismo, um dado comum para quem mora sozinho e tem plantas em casa.

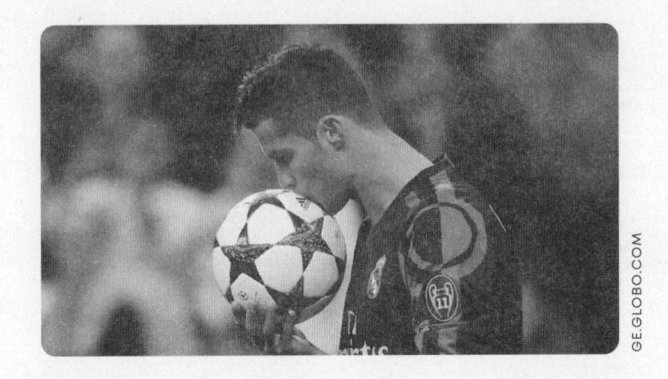

Na terceira foto o que você vê? O "ídolo supremo", Cristiano Ronaldo, beijando a bola antes de um lance cabal, provavelmente, um pênalti ou uma falta perigosa, e geralmente as respostas são atenção, carinho também, porque ele tem essa relação com a bola.

É amor ao instrumento de trabalho dele; ser o melhor do mundo, um profissional reconhecido e muito bem remunerado; é o momento de concentração, colocando amor naquele objeto Como quem diz "vou te tratar bem para que também me trate bem e vá onde estou querendo, nas redes do adversário".

Agora, veja essas imagens:

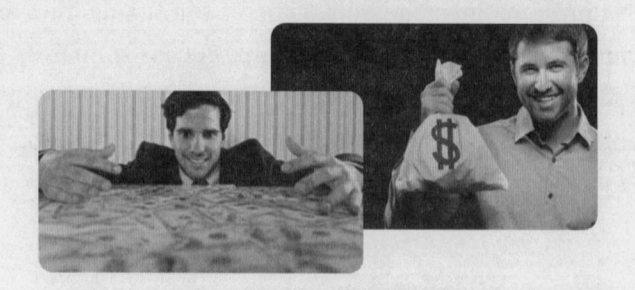

O que vem à cabeça? Quero que anote, é muito relacionado às suas crenças. Como enxerga o dinheiro, qual é a sua relação com o dinheiro?

Anote, qual o sentimento com as imagens que vê? Tome nota da primeira coisa que veio à cabeça.

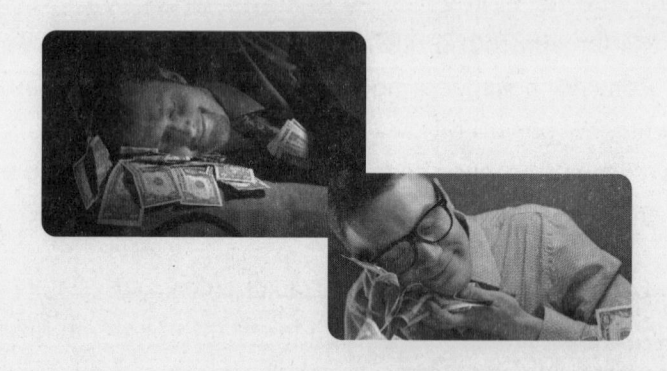

Pode pensar em avareza, pode achar que o homem que está carregando o saco roubou o dinheiro. Já sobre o que está dormindo com o dinheiro dizem que é frio, calculista, sovina, mão de vaca, egoísta.

Você precisa amar o dinheiro, sim, da mesma maneira que o Cristiano Ronaldo ama a bola, da mesma maneira que a moça ama o seu cão, da mesma maneira que a outra ama a sua planta, você também tem que amar o dinheiro. Porque tudo em que coloca amor, estabelece uma relação duradoura, se coloca no caminho, a mente fica focada em prol daquilo.

Crescemos com a crença que amar o dinheiro é ruim, "aquele só pensa em dinheiro", e são maneiras equivocadas de enxergá-lo. Sim, você precisa amar o dinheiro, pense nas mesmas palavras que vieram para as primeiras imagens, zelo, cuidado, carinho, uma boa relação, como a moça se dá bem com o cão, a outra com a sua planta e o Cristiano Ronaldo com a bola!

Se quer se dar bem com o dinheiro tem que amá-lo, e por que você não o ama? Porque aprendeu que é coisa de avarento, de sovina, que é coisa de pessoas más, isso se deve a uma sequência de crenças.

São várias crenças que nos levaram a um entendimento totalmente equivocado sobre a relação com o dinheiro e nós crescemos com elas, e então eu te pergunto: você ama o dinheiro? E trago um texto de que gosto muito:

> *"Amar o dinheiro é conhecer e amar o fato de que ele é criado pela melhor força que há dentro do senhor, sua chave-mestra que lhe permite trocar seu esforço pelo dos melhores homens que há. O homem que venderia a própria alma por um tostão é aquele que brada mais alto que odeia dinheiro. E ele tem motivos para isso. Os que amam o dinheiro estão dispostos a trabalhar para tê-lo. Eles sabem que são capazes de merecê-lo".*
> *(A Revolta de Atlas – Ayn Rand).*

O dinheiro é a chave-mestra que pode ser trocada pelo que há de melhor nos homens, mas por que vou querer dinheiro? Simples, sou um ótimo professor, só que não sou um ótimo arquiteto, não sou um ótimo médico, então troco o dinheiro pelo que há de melhor nos homens. Quanto mais dinheiro tiver, poderei escolher o melhor arquiteto, o melhor médico, enfim, poderei contar com um time dos melhores que o meu dinheiro poderá pagar. Da mesma forma, o oftalmologista precisa de um advogado, que precisa de um professor.

> **O dinheiro é a chave-mestra para a troca do que há de melhor nos homens.**

E os que amam o dinheiro estão dispostos a trabalhar para tê-lo, e sabem que são capazes de merecer. A mente do homem é a origem de toda a riqueza, por isso, toda mudança que trago, aqui, em *Uma Nova Vida,* coloco primeiro na mente e só depois na sua mão.

> **A riqueza, assim como o novo corpo, assim como o novo relacionamento, assim como uma nova carreira, sempre começa pela mente.**

O dinheiro é feito pelo homem que inventa um motor, em detrimento daqueles que não inventaram. O dinheiro premia o homem que inventa, o homem que cria, o dinheiro é a recompensa pela criação. Se invento um método de ensinar determinado assunto, determinada matéria, e aquilo muda a vida das pessoas, serei remunerado.

Estou trocando transformação, valor, por dinheiro, e eu o troco pelo que há de melhor; sirvo você por dinheiro e uso-o para que outra pessoa me sirva.

O dinheiro é, sim, um mecanismo de igualdade, sei que esse conceito pode chocar, mas calma! Sei que décadas e décadas de construção de crenças estão, nesse momento, criando uma barreira na sua cabeça. Sempre escuto: "isso é papo furado. Vai falar isso com quem mora embaixo da ponte, ou com quem mora no sertão e não tem sequer o que comer".

E é aí que temos ainda mais responsabilidade. Eu, você, que temos acesso à internet, livros como este, algum tipo de remuneração, temos a obrigação de entender como o dinheiro funciona para transbordar e ajudar quem mais precisa, os miseráveis e desvalidos. Com a nossa ajuda, eles poderão ter alguma chance. Precisamos da maior quantidade possível de gente próspera. Estou falando de quem age com inteligência e é remunerado. O computador, o Windows, quem os inventou foi muito bem remunerado, os smartfones foram inventados por alguém que foi muito bem remunerado, seria justo quem não inventou um smartfone ganhar a mesma coisa? Não seria!

O dinheiro é feito com a ação da inteligência. Uma pessoa estúpida, irrelevante no mundo não terá a mesma remuneração. Uma pessoa capaz, produtiva, conseguirá produzir mais dinheiro do que uma pessoa incompetente. Todos nós em algum momento somos incompetentes, aos 17 anos eu era extremamente incompetente em fazer o que faço.

Mas aprendi e persisti, e hoje ainda sou incompetente em diversas coisas, mas todos os dias busco aprimorar. É a forma como evoluo.

> **O homem honesto é aquele que sabe que não deve consumir mais do que produz.**

Eu poderia acabar o capítulo aqui apenas com essa frase! Esse é o princípio da economia, economizar é viver abaixo do seu patamar, é não consumir mais do que produz.

Você quer consumir mais? O que deve fazer? Produzir mais. Se quero ter mais dinheiro do que tenho hoje, existem duas maneiras de conseguir: aumentar a quantidade ou a qualidade (ou os dois). Aumentar o meu valor, se ganho R$1.000, posso ter outro trabalho e ganhar mais! Ou, se ganho R$1.000, e me especializo, faço um outro curso ou uma pós-graduação, em algum tempo, ganharei R$1.500.

Quando se especializa, você aumenta o seu valor e pode ganhar mais, é assim que as coisas funcionam, é simples. Você é remunerado pelo seu valor, não porque as pessoas gostam de você, não por ser uma pessoa legal e sim pelo que vale, pelo o que gera de valor na vida das pessoas, e eventualmente, pode ser muito bem remunerado pelo que faz.

Continuando em crenças, o fato de eu ser apegado ao meu cachorro e à minha planta é bom (fotos anteriores), mas ser apegado a dinheiro é ruim?

Tenha o apego pelo dinheiro, mas em que sentido? As pessoas vão para os extremos, tendem a ter o pensamento limitado e muitas vezes influenciado pela sociedade, não é culpa nossa. É comum virem pensamentos como: "ah, então é só eu colocar o dinheiro acima de tudo e pronto". Não, não mesmo.

Falo em respeitar o dinheiro e entender o valor que ele tem, e aprender a gerar cada vez mais valor para "gastar" o seu dinheiro em troca do que há de melhor nos homens. Nem gosto dessa palavra gastar, mas sim, usar o dinheiro, consumir esse recurso, afinal ele é um recurso.

Dinheiro não nasce em árvore, é uma expressão cunhada na minha cabeça durante a infância. Sempre ouvi e gerou a crença de que dinheiro é difícil e inalcançável, afinal ele não nasce em árvore. Da mesma forma, vamos ajustar o termo oposto.

Não é "ganhar dinheiro", e sim gerar valor e receber uma quantia. Se tenho importância A, recebo o valor A; se tenho importância B eu recebo o valor B, é simples.

Vamos ressignificar a palavra "ganhar" (o nosso idioma é tão rico, que podemos ter um entendimento equivocado). É receber, fazer dinheiro. Eu transformo a ação por meio da inteligência, e não é só o agir, porque, se fosse assim, todos os trabalhadores braçais, que vivem em regime de semiescravidão seriam milionários, e não é assim que funciona.

> Não é ação pura e simples. É ação orientada, é a ação com inteligência, é a ação para gerar valor.

Peça e receba. De novo: primeiro na mente, depois na sua mão. Se não souber exatamente o que quer, você jamais terá. Se te convido para jantar e te pergunto: o que você gosta? "De qualquer coisa". Vou fazer qualquer coisa e posso acertar ou não; e a chance de errar é enorme.

E quanto mais exigente for, maior será a chance de erro, pois posso servir uma massa ao molho quatro queijos e você ser intolerante à lactose, posso servir vinho e você não beber. Percebe como é difícil?

São tantas variáveis, por isso o "peça e receba" tem muito a ver com a clareza na mente, para que depois possa agir e aí sim, depois de esforço e repetição, obter os resultados que deseja. Aqui também entram tanto o caderninho quanto o painel de visualizações.

Eu quero dinheiro. Quanto? Para quê? E terá dinheiro em troca de quê?

_____
_____
_____
_____
_____
_____
_____

Dar e receber, lei da atração, ação e reação, lei do retorno, da semeadura, desde que o mundo é mundo existe. Em todas as filosofias que já existiram até hoje, existe o dar e receber. Faça algo para receber algo, e nunca vi a ordem se alterar.

> **É incrível como somos criados com a ideia de receber antes de dar.**

Parece mentira, mas as piadinhas do dia a dia nos afastam do dinheiro. O sujeito vai pagar uma conta e pergunta assim: "aceita um rim?". Ou quando vai ver o preço de algo diz: "nossa, custa os olhos da cara!". Vai jantar com os amigos e deixa a chave do carro na hora de pagar a conta. Sei que é brincadeira, que não há mal nenhum, que não é ofensivo, mas coloca para fora o que está na crença, de que aquilo é inalcançável, que não é para você, que não faz parte da sua vida.

O Cristiano Ronaldo não destoa da bola, então você não deve destoar do dinheiro, não deve reclamar de pagar as contas. Dentro do seu patamar de riqueza, não importa qual seja, em qualquer situação, ao usar o seu dinheiro, seja grato.

Água, luz, telefone, internet, prestação da casa, tenha gratidão por pagar aquilo. "Muito obrigado por ter água, pela luz, pelo lar, olha como isso me faz feliz, posso estudar, acessar a internet, ver filmes e séries. Muito obrigado".

E as pessoas têm um sentimento de ingratidão ao pagar contas, cresci vendo isso.

Que bom que posso pagar, ainda bem que tenho esse bem, que bom ter uma geladeira que me serve, então vou pagar com muito gosto a prestação da geladeira ou a conta de eletricidade. Gratidão.

Jamais reclame de pagar uma conta no restaurante, se está acima do patamar de valor que você gera. Não fale mal dele, que é caro ou coisas tipo. Simplesmente, não frequente esse restaurante.

Existem restaurantes que não frequento porque ainda não gero valor suficiente, e está tudo bem. Se vou, vou "sem olhar o preço", pois já me dispus a fazer aquilo.

> ## Quer consumir mais, produza mais.

Agora, viver em escassez, controlando cada detalhe, no sentido de olhar os centavos do cafezinho, quantas e quantas vezes, fui com a minha mãe em seis, sete mercados, porque o arroz era mais barato em um, a batata no outro e assim por diante. É claro que vivíamos em escassez e éramos pobres, mas quando gera valor, começa a inverter um pouco essa conta. Acredite!

Sempre vem um pensamento oriundo da crença: "olha quanta gente está passando fome, olha as pessoas da África". Essas pessoas devem ser ajudadas e ponto! O que falo aqui não se aplica para quem precisa andar cinco quilômetros por dia para conseguir água, e ainda suja. Temos que olhar por elas, nós temos que transbordar, deixar de ser inúteis funcionais, e transbordar para que essas pessoas possam também ter acesso, é assim que funciona!

Quando gero valor, sirvo pessoas, tenho a chave para obter dinheiro e, esse dinheiro, uso como chave-mestra para destravar a vida de várias pessoas, direta e indiretamente. Indiretamente através dos impostos que pago, e diretamente as pessoas que emprego, com o que consumo, a doação de tempo e de dinheiro. Entende o que é transbordar?

É nesse ponto que temos que chegar, quanto mais pessoas transbordando tiver no mundo, menos pessoas que não têm acesso a essas coisas, é simples.

Como voluntário sei, exatamente, o que essas pessoas passam. Esqueça essa válvula de escape da crença, estou falando para você que tem acesso a esse conteúdo e que tem condição de pensar diferente, é muito importante essa mudança de mentalidade, é um ponto-chave no processo.

Outra crença: "eu sou rico de saúde!". Somos ensinados dessa forma e não está correto. Óbvio que tem de buscar gozar de boa saúde, mas tem que buscar a riqueza financeira também, ter saúde não pode ser conforto para não ter dinheiro.

As duas coisas são importantes, posso garantir que quanto mais dinheiro tiver, mais fácil será ter saúde. Obviamente, não é uma regra reta, mas você aumenta, exponencialmente, as possibilidades, tanto de longevidade quanto de qualidade de vida!

A pessoa pode sofrer um acidente de avião e morrer aos 30 anos, não é nesse sentido, mas sim, de que quanto mais dinheiro tiver, gerar valor, alcançar a sua independência financeira, mais possibilidade de uma melhor qualidade de vida terá.

É claro que enriquecer e passar o dia inteiro comendo batata frita e refrigerante, fumando e bebendo, não vai ajudar no quesito saúde. Mas lembro que o dinheiro é a chave-mestra para extrair o melhor dos homens, e pode ter acesso a ótimos médicos, endocrinologistas, nutricionistas, academia; ter acesso a tudo que o dinheiro pode proporcionar.

Insisto que troque o termo "gastar o dinheiro" por "usar o dinheiro", e institua a gratidão a qualquer pagamento que fizer. Ao comprar algo, o sentimento deverá ser de gratidão e não de culpa. Esse é o primeiro bloqueio do fluxo da riqueza, é mental. A culpa trava a gratidão e nós já entendemos que a gratidão é a chave de tudo, sinta-se grato pelo consumo, sinta-se grato por quem está servindo algo, seja grato de verdade à esta pessoa.Se externar a gratidão, melhor ainda. "Muito obrigado por servir, pela consulta, pelo café e tenha um ótimo dia", diga isso com o peso do sentimento, além do simples obrigado pela formalidade.

Ao comprar algo, sinta-se um vitorioso, esperançoso, qualquer sentimento positivo e não de dor no coração. Sinta a gratidão ao comprar e pagar e entre no vórtice positivo e não no negativo (do sentimento da escassez).

> **Você pode, sim, sentir prazer em ter um carro legal, de comprar roupa, de viajar para a Disney.**

Não estou dizendo que não tem que ter um planejamento, mas quando começamos a ganhar um dinheiro (passei por isso antes de "quebrar" a primeira vez), muitas vezes temos vergonha de ter mais que outras pessoas. Eu tinha um bloqueio, mesmo sendo merecedor, tinha feito algo que alguém não fez, fui inteligente ante a estupidez, fui trabalhador quando alguém foi preguiçoso, perdi noites e noites, festas e festas, estudando, trabalhava em dois, três empregos, para pagar minhas coisas.

Gerei valor e recebi valor, mas me sentia mal com aquilo, sentia culpa de estar em uma condição melhor.

E, na verdade, podemos sentir prazer, sim, em ter um carro legal, em viajar, ter roupas boas, mesmo que as pessoas ao redor não estejam daquela forma, cada um tem o seu percurso, cada um tem o caminho e temos que respeitar e seguir o nosso.

Fatalmente, quando começa a transbordar, pode ser que comece a respingar nessas pessoas que, se seguirem o seu exemplo, já será um imenso transbordo.

EXERCÍCIO

Pegue agora as suas contas e escreva um **"Pago! Obrigado! "**

Se for online faça um print, seja grato pela conta paga, jamais sinta-se culpado, jamais sinta dor no coração, jamais sinta ingratidão.

> **Pense: que bom que estou pagando!**
>
> É o princípio da mudança, sei que é difícil, são anos reclamando, provavelmente cresceu com o seu pai reclamando da fatura de luz. Claro que você vai reclamar quando chegar a sua e não é assim, não pragueje com as contas; não será assim de hoje em diante, sinta de fato a gratidão.

Fixe em sua mente a quantidade de dinheiro que deseja, lembre-se mais uma vez, primeiro na mente e depois na mão. Se não sabe aonde vai ou o que quer no jantar, eu posso servir qualquer coisa e você não vai gostar, então o que você quer? Trabalhe para isso, use o caderninho, o painel de visualizações. Essa é a chave, o plano. Uma nova vida, o que você quer, construa, tenha em mente, estabeleça como vai fazer isso, como quer estar em um, dois, cinco, dez anos, e o que vai fazer para isso.

> **EXERCÍCIO DO CHEQUE HIPOTÉTICO:**
>
> Eu sou **grato** porque até o dia 31 de dezembro de 202_, **recebi** $_____ pelos meus trabalhos como _____.

Leia pelo menos duas vezes ao dia.

E por quê? Porque não tem almoço grátis, tem que gerar valor. Pode usar o caderninho por exemplo, para escrever:

"Eu tenho x mil reais na conta em tal data" ou "eu comprei a minha casa de três quartos no bairro x em 202___".

PARA NÃO ESQUECER

✔ Aprendemos aqui, que devemos ter gratidão pelo que podemos comprar e por quem está nos servindo. Que não devemos nos sentir culpados por usar o dinheiro, possuir algo ou pagar uma conta.

✔ Vimos no exercício como mudar o padrão. A partir de hoje ande com o cheque hipotético na carteira e leia pelo menos duas vezes por dia.

✔ Data, valor e ação.

✔ Caso não saiba qual é o seu plano reveja os Capítulos 4 - *O Que Você Realmente Quer?* e 8 - *A Força Que Tem o Hábito*.

✔ Se não mudar o **sentimento** em relação ao dinheiro, tudo o que você **pensar** ficará apenas no pensamento e não haverá **mudança de resultado,** porque as crenças limitantes ainda estarão presentes.

14. UM NOVO AMOR

Neste capítulo, vamos falar sobre um novo amor ou sobre o reforço do amor existente. *Uma Nova Vida* abrange todas as vertentes, as principais pelo menos.

> **É preciso ter uma nova carteira, uma nova carreira e também é preciso cuidar da parte amorosa.**

Conforme organizamos os pilares da nossa vida, os outros vêm na esteira. Ao organizar a vida amorosa (o casamento, o namoro), ou ao entrar em um relacionamento, da maneira correta as consequências serão positivas, e se tiver uma condição negativa obviamente trará consequências negativas. Nossas ações são conduzidas pelo que sentimos, somos como uma grande antena e não só no sentido de energia e magnetismo, mas no que sentimos e pensamos.

Você já ouviu "quando entrei em um relacionamento, que estou bem, que estou feliz, parece que estou banhado a ouro e, quando estava sozinho, isso não acontecia". E é exatamente isso. Se somos uma grande antena, quando você estava se lamentando, estava atraindo mais escassez, porque era o estado vivenciado. Se você se sente bem, o seu campo está externando amor, é como se ficasse mais atraente em energia, as pessoas querem estar próximas.

E fatalmente, quando está em um relacionamento também ocorrem desdobramentos físicos, sua pele melhora, você se cuida e se arruma mais.

Preste atenção em tudo o que pensa sobre o amor e sobre os relacionamentos, porque irá ditar como será o seu relacionamento.

Qual o conceito que tem, como cresceu, que conceito tem do matrimônio? Quanto mais conhecemos os nossos conceitos, mais fácil entender e conseguir projetar como o relacionamento será, e, de certa forma, corrigir o que achamos que não irá correr bem.

O meu próprio exemplo, sou filho único, meus pais tiveram um relacionamento complicado, por acaso nunca se separaram, embora fossem separados dentro da mesma casa, a condição financeira não permitia que vivessem as próprias vidas. Permaneciam dividindo a escassez, brigando todos os dias.

Formei um conceito de relacionamento, que significava brigas, falta de liberdade, aprisionamento da mulher; era a minha realidade, era o mundo para mim. E durante muito tem tempo tive esse conceito.

Quero que faça a primeira autoanálise, que irá determinar a maneira como enxerga os seus relacionamentos.

Lembre-se, são os nossos conceitos, nossas crenças e verdades, que determinam as nossas ações e por consequência os nossos resultados.

> **Pense e responda estas questões:**
>
> **O que você realmente acha sobre o amor?**
> _____
> _____
> _____
>
> **O que mais ouviu até hoje sobre este sentimento?**
> _____
> _____
> _____
>
> **Especificamente, sobre relações matrimoniais?**
> _____
> _____
> _____
>
> **O que você mais fala sobre o assunto?**
> _____
> _____
> _____

Li um recorte no Instagram: "Homem só casa para alugar um útero mesmo! Depois que a criança vinga e vai para a escolinha, eles mostram a verdadeira cara sebosa e dão pra trás. Depois ficam reclamando de ter que pagar pensão. NOJO!".

E uma outra diz: "Conheço anjinho todo papaizinho, quando resolve correr atrás de P... chuta não só a mulher como os filhos. Agora vai culpar a mulher por não ser Nostradamus pra prever o futuro? Era uma relação, não uma ficada na esquina. A diferença é que o homem em geral tem uma facilidade intrínseca em abandonar o próprio sangue, diferente da maioria das mulheres! Poderiam só jogar nas costas do macho para ele criar e saber o que é bom, mas qual mãe faz isso? Quase nenhuma."

Fiz questão de trazer esses dois recortes, para trazer um outro ponto importante, o movimento feminista atual (não aquele genuíno sobre a igualdade de direitos, contra a repressão, mas que as pessoas acabam colocando todos no mesmo saco), nasce em função de homens covardes. Os conceitos trazidos aqui não são criação da cabeça delas, são baseados em experiências, pode ser da própria mãe, dentro de casa, como foi o meu caso, pode ser de pessoas próximas, uma irmã, uma amiga, assim por diante.

Quando a pessoa diz que "depois que o filho vai para a escolinha" veja, ela é bem específica, "eles mostram a sua cara sebosa". Pense como serão os relacionamentos dessa pessoa, dar certo é uma loteria, porque a chance de dar errado é muito grande, veja a carga emocional, pode ser um trauma dela ou de outrem, é muito danoso.

A questão que vem à tona ainda hoje, porque ainda não evoluímos nesse sentido, exatamente como eu vi acontecer com a minha mãe: um aprisionamento emocional, psicológico causado pelo velho "quem bota dinheiro em casa". Enquanto não resolvermos dentro de nós, sejam quais forem os nossos traumas, seremos uma reprodução do mesmo script. Aquela fala sobre o útero já o colocando como um objeto, o "útero alugado", já traz problemas para qualquer relacionamento.

Quero trazer outro paradigma e que talvez você deva conhecer: saber que existem homens corretos, mas parece que tem o "dedo podre". Você já deve ter ouvido. Fique tranquilo se for o seu caso, mas de onde vem o dedo podre, que escolhe o homem errado? Vem da reprodução de padrões.

Já sabemos que atraímos aquilo que pensamos e sentimos. Não estou tratando da parte social da coisa, estamos na parte de sentimento, energia e pensamento.

E chegamos ao próximo tema, quero que observe os seus relacionamentos, como você age? Você age como alguém que acredita no amor? Perceba, como trata os homens, costuma dizer que são todos iguais? Que são traidores?

Perceba, como trata as mulheres? Acha que são todas interesseiras? Escutamos que mulheres querem apenas serem sustentadas, que coisa rançosa, está cheio no Instagram.

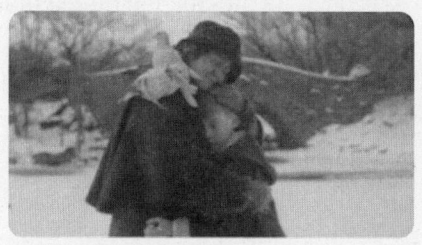

Essa foto do Macaulay Culkin, com a "velha dos pombos", no parque do filme *Esqueceram de mim,* ele pergunta "por que você vive nesse parque, amargurada com esses pombos?". E ela diz "em algum momento, tive uma grande desilusão amorosa e desde então, adotei esse estilo de vida".

Pode parecer bobagem, mas não é! Faz muito sentido, a velha dos pombos teve uma desilusão amorosa, foi uma coisa da qual nunca mais conseguiu se reerguer emocionalmente, se reerguer mentalmente para um novo relacionamento, estar bem, primeiro, para então se reconstruir.

Você precisa entender como funciona, ter uma tomada de consciência, colocar a verdade, como vimos em relação ao dinheiro, carreira, vida e todas as principais áreas da vida. Com os relacionamentos não é diferente.

As crenças mais comuns:

✓ Não sou o suficiente (bom, educado, magro, jovem, inteligente, rico o suficiente).

✓ Homens são todos iguais!

✓ Preciso fazer os outros felizes, para não ser rejeitado(a).

✓ Não posso ser feliz até que ele ou ela mude.

✓ Tenho que ganhar a aprovação de outras pessoas para me sentir bem comigo mesmo.

✓ Tenho que ficar no relacionamento, porque não consigo me virar sozinho(a).

- ✓ Se estou feliz, mesmo quando os outros estão sofrendo, significa que não me importo.

- ✓ Não devo colocar minhas necessidades antes das necessidades de outros.

- ✓ Nunca vou realmente mudar.

- ✓ Sou responsável pela felicidade de outras pessoas, e elas são responsáveis pela minha.

Todas essas crenças nos levam à nossa construção. Uso como gancho para um assunto específico que é fazer a outra pessoa feliz.

> **Você não encontrará alguém que te faça feliz. Primeiro, tem que ser feliz! Daí então, encontrará uma pessoa que esteja na mesma frequência.**

Traz mais do mesmo para a sua vida, sabe a história de começar o dia com o pé esquerdo e o resto do dia acontecer da mesma forma? Quando está com o pé esquerdo para tudo, as coisas começam a acontecer com o pé esquerdo mesmo, nas relações é o dedo podre. Não é encontrar alguém que te faça feliz, é o contrário, você tem que ser feliz primeiro para poder encontrar a pessoa que está na mesma frequência, uma sintonia, e vocês poderão ter uma relação. E existem outros fatores de relacionamento para que ocorra a relação, afinidade, valores, mas o tema aqui é estar bem para conseguir ter bons relacionamentos.

A decisão do parceiro ou da parceira é muito importante, estamos em um país ocidental monogâmico, ao escolher alguém, abre mão de sete bilhões e meio de outras pessoas. Para os muçulmanos, vale só para os homens, as mulheres não têm essa flexibilidade.

No contexto geral, perde-se muito mais tempo tomando outras decisões, como comprar um televisor (o pixel, o RGB, o 4K, o frame, o tamanho, o preço, a entrega), do que com a pessoa com a qual irá se relacionar. É uma dura constatação, mas é a mais pura verdade. Passam meses pesquisando um carro, qual carro e onde irão comprar, até encontrarem o que julgam ideal para as suas necessidades, e está tudo bem, não há nada de errado.

O ponto de atenção é por que não ter o mesmo critério com os relacionamentos? Parece que a pessoa com a qual irá se relacionar é um assunto tranquilo, "o que rolar, rolou", uma pessoa que pode mudar a sua vida como um todo? Precisamos de muito critério no mundo moderno, tem uma hiper-abundância de oferta, é só ir passando para o lado no celular. Você pode ter um filho com a pessoa, que irá mudar a vida para sempre.

Por que não usar o mesmo critério da compra do carro? Nenhuma decisão é mais importante do que essa, nenhuma! Não importa o vestibular que fez, a sua profissão, a casa que comprou, nenhuma delas é mais importante do que a pessoa que escolheu para estar ao seu lado.

E é uma decisão sua, seu pai você não escolheu, sua mãe você não escolheu, seus filhos você também não escolhe, mas a pessoa com a qual vai conviver o resto da vida, ou mesmo que não, pode ser, sim, determinante para como será a sua vida daqui em diante. Pode mudar a sua vida para sempre, seja um homem ou uma mulher.

Os jovens são criados com a ideia da profissão, teste vocacional, escola particular, cursinho, aulas de reforço. Não vejo os pais e nem os próprios jovens terem o mesmo esforço e empenho para entender como os relacionamentos funcionam, para escolher a pessoa que estará ao seu lado e é a decisão mais importante que irá tomar na vida.

Pergunte a alguém que teve a vida muito afetada negativamente, como a velha dos pombos, ela é fictícia, mas vemos várias delas no mundo real. Se tiver dúvida pergunte a quem passou por um divórcio, por uma separação traumática, filhos de pais separados, filhos que não foram criados com o pai ou a mãe, e você irá entender do que estou falando. Desde que o mundo é mundo, quando o homem passou a viver em sociedade, passou a existir a divisão de tarefas. O homem se divide em tribos e comunidades há milhares de anos, mas a Revolução Industrial mostrou que o homem é mais produtivo sendo um especialista.

Henry Ford mostrou que ao invés de ter uma pessoa que faz tudo, desde o primeiro parafuso até o acabamento, é muito mais produtivo ter cada um exercendo uma função, um que só aperta parafusos para a direita, outro que só aperta parafusos para a esquerda, um que só coloca correia, um que só pinta, um que só coloca na caixa, um que só coloca a etiqueta.

O trabalho fica melhor quando é um especialista no que está fazendo, ele só presta atenção naquilo. O homem que aperta o parafuso não está preocupado com a caixa; o que põe na caixa não se preocupa se o parafuso teve a quantidade de voltas necessárias para ter um bom aperto; o que põe a etiqueta não está preocupado se a quantidade de óleo dentro do equipamento está correta, a função dele é que a etiqueta esteja no lugar correto e muito bem colada.

E o mesmo se aplica à cooperação do casal, de um cooperar com o outro, o homem colabora com a mulher e a mulher colabora com o homem, na divisão de tarefas. Da mesma forma, se aplica aos casais homoafetivos.

Mais uma vez lembro o que o movimento feminista contemporâneo ao qual me refiro prega, de todo mundo fazer tudo ao mesmo tempo, buscando com isso alguma "igualdade". Os dois trabalham, os dois lavam louça, porque se não, haverá uma desigualdade no casamento, um desequilíbrio. A antropologia mostra que não é bem assim. É só olharmos para trás e vermos milhares de anos de evolução social, onde se aprendeu que cada um deve executar as atividades de acordo com as inclinações naturais do seu gênero, temperamento e aptidões. Daqui em diante, cada casal busca o melhor ajuste com acordo com os pontos colocados anteriormente. É um trabalho constante e infinito.

As pessoas têm papéis determinados, e isso não torna um melhor que o outro, eles são diferentes e na criação dos filhos é a mesma coisa, um dedicado à renda outro, dedicado à manutenção da casa, não tem como todo mundo fazer tudo ao mesmo tempo agora, não dá, irá ficar uma casa malcuidada, as finanças capengas, os filhos mal assistidos, porque não tem como fazer tudo ao mesmo tempo e ficar bom.

> A cooperação vem nesse sentido, e cada casal se arranja, um ajuda o outro, o outro ajuda um.

Principalmente na criação dos filhos, tem de ter uma pessoa dedicada á cada demanda dos filhos. E quando falamos de mais filhos, precisa de uma dedicação muito maior, acompanhar o desenvolvimento pedagógico, levar, buscar e ainda sem deixar todas as demais atribuições de um adulto á desejar.

Não dá para estar preocupado com isso e com todo o resto, ao mesmo tempo, ocorrerá um desequilíbrio, um parceiro é a decisão mais importante que você toma na vida inteira.

Pense, nesse momento, quantas mães monoparentais existem no Brasil, mães que fazem tudo sozinhas, porque o pai sumiu, usou o aluguel de útero, como aquele caso que vimos.

Temos um machismo impregnado ao longo dos séculos, em que a corda sempre estoura para o lado da mulher. Infelizmente, é assim. Estamos avançando nas últimas décadas, mas sabemos que ainda é assim.

Só se ama aquilo que conhece, o amor precisa de conhecimento. Por exemplo, quando digo que amo uma determinada religião, um time de futebol, só tenho amor de verdade se tiver conhecimento, se vivenciar e me aprofundar, aí posso dizer que amo.

Toda interação fugaz é superficial, acontece nos primeiros momentos, mas o amor é pautado no conhecimento, você só ama aquilo que conhece, precisa conhecer a pessoa com a qual vai se relacionar, no mundo ocidental temos o namoro, o noivado.

> Precisa estar em uma energia boa, livre de preconceitos e crenças limitantes, que estragam os relacionamentos, precisa se conhecer e se reformar a cada dia e ir equalizando.

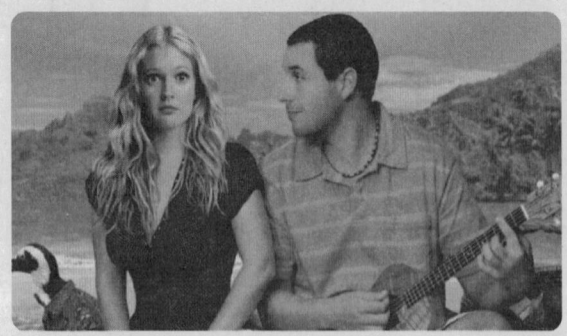

Essa foto é do filme *Como Se Fosse A Primeira Vez*, a mulher acorda sem memória todos os dias, e ele (Adam Sandler) tenta fazê-la se apaixonar. No final de cada dia, ela tem algumas emoções, lembra-se e depois esquece novamente.

Algumas pessoas pensam "ela/ele tem que me conquistar todos os dias, assim como no filme, mas será mesmo? Será que esse pensamento não é um pouco egoísta demais? Será que isso não é um pouco infantil demais, no melhor estilo daquelas revistas de adolescentes?

Talvez o caminho mais interessante, mais adulto e saudável para o relacionamento seja o sentimento, a necessidade de servir ao outro, servir e fazer com que a pessoa esteja bem. Servir em todos os aspectos, trazer segurança, cuidar são todos conceitos que conhecemos muito bem, todos têm as suas necessidades. Se o relacionamento é pautado no servir, então, me perguntam, principalmente os mais jovens: Como é que sei que aquela pessoa pode ser a pessoa da vida inteira?

Costumo dizer: "sente vontade de viver por aquela pessoa, pela vida dela, servir, fomentar, propiciar que realize os sonhos, ser um instrumento, apoiar e suportar a realização dos sonhos?".

Esse é um grande ponto, uma trilha para você entender, de fato, se está disposto, envolvido, para viver o resto dos seus dias com aquela pessoa, com aquele homem ou aquela mulher.

É necessário mudar um pouco a ideia de que precisa ser conquistado todos os dias, que tem de receber provas do amor todos os dias, soa um pouco egoísta. Vamos transformar em servir. É claro que os ajustes, as famosas DRs de hoje em dia, acabam acontecendo.

> **Sirva e deixe claro para o seu parceiro ou parceira como pode servir da melhor maneira para atingir seus objetivos, para viver em plenitude.**

EXERCÍCIO

No caderninho, em uma folha separada, escreva as suas crenças no amor e quais os padrões que se repetem em seus relacionamentos.

Escreva com o coração, use alguns minutos para entender e colocar no papel tudo o que entende como amor e relacionamento.

E quero que se pergunte o que aconteceu lá atrás, para criar essas verdades? "O que aconteceu, o que vi ou vivi, o que será que aprendi, o que me foi ensinado que me fez acreditar nessas verdades?". Por exemplo, acredita que o sinônimo de amar é sofrer, talvez porque tenha escutado muitas vezes quando era jovem.

Coloque sua relação com as crenças no papel, e por que acredita nelas. Trabalhe isso. E se pergunte se ainda é real. Será que eu não tenho novas possibilidades? Será que ainda é real hoje, será que sempre será assim, será que não tem outras possibilidades? Pergunte-se.

Olhe para essa folha, para este exercício de reflexão, essa tomada de consciência, que espero despertar em você desde o início. Coloque na página ao lado, a relação com cada uma das crenças. O que você irá colocar no lugar dessa verdade? Será que tem uma outra maneira? Será que pode acreditar num relacionamento duradouro? Ao listar o que seria uma crença desejável para substituir esse padrão que você detectou, comece também a criar uma coerência com os seus objetivos cruciais do *caderninho,* o que trará cada vez mais coesão e alinhamento com *O que você realmente quer?*

Para cada crença traga uma nova verdade, os seus objetivos de vida provavelmente também passam pelos relacionamentos, esse é um pilar muito importante. Você irá pautar os objetivos nessa verdade, e dia após dia se tornará verdade.

Feche os olhos após o exercício e visualize como se enxerga. Faça já, com a folha em mãos, como você irá reescrever essas crenças, essas verdades. Feche os olhos e se imagine vivendo dessa nova forma..

Exemplo, se você substituiu "amar é sofrer" por "relacionamentos podem ser duradouros, prazerosos e bem-sucedidos", sinta-se, viva e experimente a sensação de viver assim

Inverta o processo, seja primeiro para ter depois, você não encontrará alguém que te faça feliz se lamentando, estando amargurado. Você estará feliz para conseguir encontrar alguém que esteja na mesma frequência.

15. UMA NOVA CARREIRA

Este capítulo é destinado ao trabalho, emprego, empreendedorismo, enfim, falar sobre servir, de uma maneira geral. Vimos no Capítulo 13 - *Uma nova conta bancária*, que o dinheiro é a chave-mestra e assim por diante.

Tudo irá girar em torno disso, as relações de trabalho dependerão de você conseguir ajudar as pessoas a conseguirem o que elas querem.

Se amo a panificação e sei fazer pães, tenho o dom e a habilidade para tal, se ajudar uma certa quantidade de pessoas a conseguirem o que querem (no caso, satisfazer as pessoas que querem pão), vou conseguir o que quero.

Essa relação norteia a dinâmica de qualquer trabalho, seja empreendendo ou não, seja você empregador ou empregado, não importa o tipo de profissão. Funciona, inclusive para as funções na base da pirâmide. Funciona para quem está em início de carreira, também. Jamais faça mal o que faz.

Sempre quero dar o meu melhor, sempre há um ponto de melhoria, todo dia melhoro em alguma coisa e tem muitas a serem melhoradas. Aqui, coloco o meu coração e faço o que tenho de melhor e nem um milímetro da minha capacidade a menos, nem um centavo a menos. Você recebe o que tenho de melhor a oferecer nesse momento.

Hoje, se sair de casa, em um dia normal, comum, quantas e quantas pessoas irá encontrar que não estão fazendo o seu melhor? Já pensou nisso? Sei que você consegue notar quando a pessoa não está fazendo o seu melhor.

E vale para qualquer um, empreendedor ou empregado, e nós crescemos com essa mentalidade. Fomos ensinados dessa forma, que trabalhamos para enriquecer o patrão, e muitos compartilham do mesmo tipo de criação.

Essa mentalidade errada é difundida, pois quem nunca ouviu: "aquele ali, trabalha como se a empresa fosse dele". É o mínimo que se espera, não importa de quem é a empresa, se vou a uma loja da Nike, quero ser atendido por alguém que dê o seu melhor, como se a Nike fosse dela.

Existe a Síndrome do Jogador de Time Pequeno, que tem o pensamento "pelo que ganho está bom, estou trabalhando para enriquecer o bolso de outro", não! Não é assim.

Trabalhei em grandes empresas, algumas das maiores do mundo nos seus respectivos segmentos, trabalhava com o mesmo brilho nos olhos que o de seu fundador.

Quando vamos a uma loja oficial da Apple, percebemos a paixão nos olhos da pessoa que está trabalhando, ela compartilha da mesma visão do criador da marca, o Steve Jobs. Não é assim?

Independentemente do que você ganha (e a chave para estar ganhando mais está aqui), precisa dar para receber, ação e reação, é assim que vai acontecer.

Imagine o jogador de time pequeno em começo de carreira, entre seus 16, 18 anos e jogando em um time da terceira divisão. Ele ganha mal, às vezes, nem recebe salário, mora no alojamento. Imagine se ele tivesse essa mentalidade.

Mas é exatamente o contrário, um jogador em início de carreira do time da terceira divisão morde a bola, come grama, dá tudo de si em cada jogo, porque o que mais quer é ser visto, para ser contratado pelo time da segunda divisão, pelo time da primeira divisão.

E quando chega na primeira divisão, ainda que não faça parte do time principal, já tem um contrato, evoluiu. Já tem seus 20 anos, e continua comendo a bola porque quer que um grande clube o chame, o Palmeiras, Flamengo, Corinthians, para avançar na carreira, e treina muito, joga muito, se cuida das distrações, foca na carreira. Quer ser contratado por um grande clube europeu, quer jogar no Real Madrid, Barcelona, Manchester United.

Com a nossa vida é, exatamente, a mesma coisa. Você que ainda não joga no time em que deveria estar jogando, por favor não tenha a mentalidade de "ah, para esse aqui está bom, dá para o gasto pelo que me pagam" ou ainda "como estou trabalhando para os outros é isso, se fosse para mim eu faria melhor". Esse é o erro cabal, pois é para você! O time não é seu, mas a carreira é sua e quero que mude essa mentalidade, morda a bola, e isso não se aplica só para que é empregado ou funcionário, não!

Vejo pessoas à frente do próprio negócio com essa postura, você chega na empresa ou loja e a pessoa está morta, jogada na cadeira, é o princípio do fim, não vai longe. Eu já passei por isso no meu próprio negócio. A derrota foi acachapante.

Se disser que entendeu, mas não tem essa gana, vou te dar a chave: seja grato todos os dias.

Antes de ir trabalhar, seja grato pelo seu trabalho. Primeiro por ter a quem servir, e é de onde tira o sustento da sua família, ou no mínimo o próprio sustento. Quando você está trabalhando, não serve apenas à empresa em que trabalha, e sim, quem irá receber o serviço ou produto.

Você está servindo à sociedade por meio da empresa em que trabalha. Quem trabalha em um supermercado serve com aqueles alimentos, produtos, através do seu empregador.

> **Seja grato, pelos seus colegas de trabalho, pelo seu empregador, por sustentar sua família, por ter um teto, a casa, o carro, seja lá o que for. Seja grato.**

A fonte da receita é o seu trabalho, seja funcionário, empreendedor ou profissional autônomo, jamais deixe de ser grato.

15.1. O OBJETIVO COMUM

Em qualquer trabalho você precisa saber o que realmente quer. Antes de empreender, trabalhar como autônomo, profissional liberal, não importa, **precisa entender em que lugar quer chegar.** Dará sentido, é a argamassa, o que dá liga a tudo que faz. E quem trabalha com um propósito em mente é outra pessoa.

Nós conseguimos perceber quando vemos uma pessoa com propósito, quando somos atendidos por um médico que vive o seu propósito e outro que não; quando um garçom que está à nossa frente de forma intencional e outro não. Percebemos uma pessoa que está em plenitude e uma que não está.

15.2. A MISSÃO

Saber qual a missão da empresa, se alinhar no trabalho é algo fundamental. Eu, como professor, tenho o objetivo de ter mil alunos na minha escola online, até determinada data, então todos os dias quando dou aulas, sei onde quero chegar, isso me motiva, me dá força para lutar as batalhas que essa guerra exige.

Muitas pessoas param, empacam, por não saberem como vão realizar o que desejam. Dou o exemplo do farol do carro, que em teoria, torna visível o seu trajeto até o destino pretendido, só que com um detalhe: ele não ilumina o trajeto todo.

> O farol ilumina apenas os próximos 50 metros, quando chega lá, ilumina os próximos 50, e assim por diante.

E por incrível que pareça, você tem todo o caminho iluminado, não ficou em nenhum momento no escuro, só que em momento algum teve todo o seu caminho iluminado.

Quantas e quantas vezes, não ficamos estagnados em relação aos objetivos que temos em mente, simplesmente porque queremos ter o caminho todo detalhado já na partida, e não é assim que funciona. Você precisa entrar em movimento e, seguir dentro do que é possível, enxergar agora e na próxima etapa (no carro, seria a próxima quadra ou a próxima rua), você iluminará o seu próximo movimento.

A partir de agora, sempre que algum objetivo (que repete no caderninho), parecer inviável, dê o primeiro passo que está ao seu alcance hoje, por menor que possa parecer.

A pessoa que trabalha em uma função na base da pirâmide ou que está empreendendo ou é um profissional liberal, produz pouco (porque não está à altura do que deseja), infelizmente, não chegará onde quer, é exatamente ao contrário. Ela deve sentir e viver no patamar que deseja estar, e não deixar para quando estiver lá. Lembre-se sempre: é ser antes de ter.

Deve fazer o melhor aqui e agora, e não importa se o clube é da terceira divisão. Ele é a porta de entrada para uma nova realidade, é onde está agora, então faça 101% do que pode. Só assim, estará apto a avançar para o próximo nível.

15.3. PESSOAS PRECISAM DE PESSOAS

Quando alguém diz, "não consigo fazer tudo sozinho", não deixa de estar falando a verdade. Precisamos criar uma mente mestra, afinal, pessoas precisam de pessoas (citando Joel

Jota). Você precisa de pessoas ao redor para conseguir atingir o que quer, e como fazer isso?

Fazendo com que elas conquistem o que querem. Um bom nutricionista irá conseguir o que deseja quando fizer com que uma certa quantidade de pessoas atinja o que elas desejam, se alimentar bem, ter uma boa saúde, uma boa forma física, o equilíbrio. Aplica-se em qualquer profissão. Quanto mais pessoas você ajudar a obter êxito nos seus anseios, mais contrapartida terá.

Por muito tempo, estabeleci uma carreira solo, e até hoje lido com isso. Tenho que ficar me policiando, porque pelo meu tipo de personalidade, tenho tendência de ser um lobo solitário, autossuficiente e, infelizmente, não é assim que funciona.

Todos os dias tento não ser autossuficiente, preciso de pessoas, e um ponto que coloco aqui é que precisamos de pessoas na nossa caminhada e precisamos fazer com que as outras pessoas consigam atingir os seus objetivos.

15.4. CONFIANÇA E HIERARQUIA

No quartel, quando servi, tinha escrito bem grande "obedecer é tão nobre quanto comandar", e é exatamente isso, só sabe mandar quem sabe obedecer. Só sabe dar instruções quem sabe fazer a ação da maneira correta. Não do ponto de vista técnico, mas de atitude.

É importante ajudar a pessoa que está sob o seu comando a realizar os objetivos dela. Para obter sucesso como profissional, é necessário, todos os dias, ajudar seus companheiros, líderes, setor, empresa ou órgão público a atingirem seus objetivos.

Nesse caso, **objetivos coletivos,** porque quem está no comando de um pelotão, quem está no comando de um time de futebol, tem e é responsável pelo objetivo, é o ponto de concentração daquele grupo.

O capitão do navio, tem o objetivo de fazê-lo chegar em determinado destino em tanto tempo; o mesmo para o comandante do avião, o objetivo é fazer com que o avião chegue no horário programado ao seu destino.

As pessoas que estão subordinadas à pessoa que as comanda, o jogador de futebol que está subordinado ao seu treinador, o subordinado da empresa que serve ao encarregado e à corporação, têm que fazer com que os objetivos sejam atingidos.

> **O objetivo em uma empresa pode ser tratado, resumidamente, como missão, visão e valores.**

O que aquela empresa vai produzir? Isso rege a missão, visão e valor daquela empresa, você sabe qual é a missão da empresa para a qual trabalha? E do seu departamento?

O jogador de futebol sabe qual é a missão para aquela temporada: vencer o campeonato, ficar entre os quatro melhores e conquistar uma vaga para a Libertadores da América. Talvez para um clube menor o objetivo seja permanecer na primeira divisão, não ser rebaixado. Enfim, os objetivos podem ser diversos.

Quando existem uma tropa e tem um comandante, um líder, todos sabem para onde tem que marchar, todos sabem para onde estão indo, onde acampar, todos sabem quais são as missões, cada pelotão tem uma missão e é assim que funciona na vida também.

> **Afinal, para quem não sabe aonde vai, qualquer lugar serve.**

15.5. RELAÇÕES DE CONFIANÇA

O que fazer para ter uma nova carreira, sobre a relação de confiança que você precisa?

Pense no alívio que o meu gestor sente quando sou autogerenciável, quando sei o que tenho que fazer. Ele não precisa se preocupar comigo porque sabe que vou entregar, sabe que se tenho uma questão para resolver, resolvo.

> **O gestor sabe que se me der uma tarefa, ela volta pronta, sabe que não precisa revisar, ele confia em mim, porque estou orientado para o mesmo objetivo.**

Para estar alinhado com os objetivos da empresa, você deve saber quais são os objetivos e, sempre, alinhado ao que realmente quer, não faz sentido trabalhar em algo antagônico ao que acredita, você não vai conseguir!

Um vendedor não consegue vender nada em que não acredite, precisa acreditar no que está fazendo. Tem que saber em que acredita, o que quer, para, então, se alinhar.

Deve saber, inclusive, para tomar uma posição de transição, seja uma transição de empresa ou uma transição de carreira.

Pense na alegria do gestor, que agora confia em mim, e eu, da mesma forma, desde o primeiro momento preciso confiar nele, porque ele é a pessoa no comando. Posso discordar, mas tenho que confiar, e se não tiver a confiança, será difícil conseguir voos longos e duradouros, sem intercorrências.

15.6. O QUE NÃO FAZER

Já citei algumas coisas que não devem ser feitas, mas a primeira é "isso não é o meu trabalho!".

✔ Tudo é o seu trabalho, tudo é relacionado à missão, visão e valores, tudo que é relacionado ao objetivo comum é o seu trabalho!

Imagine um profissional liberal, quando um cliente traz um problema qual é seu objetivo? Fazer com que o maior número de pessoas consiga atingir o que deseja.

Se recebe um cliente com uma demanda que não tem relação com o serviço que estava prestando, como faz? "Está fora do escopo que estávamos tratando, mas posso te ajudar", e aí depende da situação, posso ir por diversos caminhos, fazer a ponte com um colega, que irá tratar daquele problema específico; posso dizer a que resolvo (se estiver na minha esfera de aptidão), mas que será cobrado de maneira diferente, e resolver o problema dele.

O mais comum e, principalmente, em empresas o que acontece é o famoso "isso não é comigo".

Pense em um time: "marcar o lateral não é comigo, não sou eu", o cara avançando e o jogador que "deveria" estar na marcação não está lá, cansou e ficou pelo caminho, caiu, se machucou, não importa o motivo, ele não está lá. Ele tinha que combater o adversário, sim, pois o objetivo da equipe é vencer! É claro que, no time, há uma organização tática, um cobre o outro e há uma divisão do campo, mas é trabalho dele, sim.

Quando receber um cliente na sua empresa, na empresa na qual trabalha, você irá resolver o problema dele; quando está em uma equipe de trabalho e tem um problema, também é problema seu (depois analisa-se de quem é a culpa, ou se tem um culpado), mas tudo é seu trabalho.

A partir do momento em que está em um coletivo tudo é seu trabalho, tudo é seu problema, porque você está ali para fazer a empresa cumprir o objetivo, então se há um problema você está ali para resolver.

> Não diga "a culpa não é minha", a culpa é sua e ponto. A culpa é sua no sentido de estar presente no problema, não esteja alheio, é responsabilidade sua também.

A responsabilidade é sua, também, porque você está ali para cumprir a meta da empresa, se a meta da empresa é produzir x carros por mês, você deve partir para a meta. Se uma ferramenta quebrou, irá consertar ou tomar a providência necessária, não quer dizer que irá se comprometer com todos os problemas da empresa, normalmente, o líder diz, "continue trabalhando que vou arrumar alguém para resolver".

✔ Não diga "já tentamos isso", talvez tenha tentado de outra forma, talvez em um outro momento, com outra ferramenta, com outro cliente, talvez em outra empresa, em outra estação do ano, será que não é diferente?

✔ Nunca diga "eu supus ou assumi que", você trabalha com base em fatos e informações, então quando não tem a informação clara, pergunte. Deve se munir das informações antes de sair achando coisas, porque é a pior coisa.

Dentro de grandes corporações existem problemas de informação, que não fluem de maneira correta, muitas vezes, por isso vá atrás da informação, busque informação, não tente adivinhar as coisas.

15.7. O QUE FAZER

✔ Contribua e informe sobre os fracassos anteriores, se existirem. "Já fizemos isso e aconteceu isso, isso e isso, o cliente tinha essa e essa característica e nós usamos essa e essa ferramenta".

Assim, existe um parâmetro, tem expertise, olhe como é diferente! A situação é a mesma, mas encarada de maneira diferente e isso faz com que seja um profissional totalmente diferenciado.

✔ Nunca esconda o problema, se tem um problema não o coloque embaixo do tapete, exponha-o, só pode ser resolvido um problema que é exposto, um problema que não é exposto não pode ser resolvido, você tem que resolver expondo-o.

✔ Seja interessante, sempre digo isso, principalmente, os mais jovens, os iniciantes no mercado de trabalho, aqueles que estão saindo da faculdade e entrando no mercado de trabalho.

Você precisa ser a pessoa cobiçada pelas empresas, e é possível inclusive no início de carreira, pode acontecer.

O que você faz durante a academia, durante a universidade, é o que vai fazer com que seja cobiçado pelas empresas, que estão buscando pessoas para aquele tipo de vaga.

Imagine, existem 50 alunos que se formam em uma faculdade de História. Se uma escola está buscando um professor de história e chega um recém-formado, que durante todo o período da faculdade, tinha um canal no YouTube, em que falava sobre história. Aconteceu com um aluno meu, automaticamente, deixou para trás 49 candidatos, que se formaram com ele.

Além de ter uma renda, ele já tem *know how*, talvez esteja na frente até do professor que trabalhou na escola A, B, e C, e ele acabou de sair da universidade, mas já garantiu a primeira contratação depois de formado.

O outro professor talvez até seja interessante, mas precisaria conhecê-lo, ter visto a sua aula, quais os temas que traz, qual a linha editorial dele.

Todos querem ter uma pessoa interessante ao lado, inclusive as empresas, os sócios, os investidores; não importa se é funcionário, empreendedor, se quer ser sócio, se quer buscar um investidor para o negócio, para a sua ideia, atrair clientes, até como terapeuta preciso ser interessante, concorda?

Preciso que veja em mim a possibilidade de resolver um problema seu, seja ele qual for, e vem então aquela frase que norteia o nosso trabalho:

> 66
> **"Quanto mais eu conseguir fazer com que pessoas consigam o que desejam, mais vou conseguir o que quero".**

Tenho que ser interessante para você. Quando alguém me procura como professor ou terapeuta, tem uma demanda e preciso fazer com que atinja essa expectativa, esse desejo.

✔ Evite as "habilidades vazias", que são transversais no mercado.

Colocar no curriculum "tenho iniciativa, liderança, espírito de equipe", e o que é isso? É uma habilidade vazia. Como prova que tem liderança? "Diploma de liderança" não existe, mas você consegue provar que tem liderança, tendo feito curso ou não, como?

Um exemplo de uma pessoa que nunca trabalhou, supondo que seja alguém que fez gestão de recursos humanos durante o curso universitário.

"Criei um grupo de pesquisa com o intuito de identificar os motivos que levavam ao êxodo dos colaboradores em um determinado ramo de atuação, por exemplo, a indústria metalúrgica, porque o turnover era alto naquela região ou nicho específico, e durante x semestres, x anos da faculdade, liderei o grupo de pesquisa".

Assim você prova que tem iniciativa! Porque não era uma parte do programa curricular, não precisava ter feito aquilo, fez, criou o estudo, envolveu pessoas, apresentou para empresas ou para órgãos de gestão do trabalho e emprego da região, do seu estado, do seu país, você foi relevante. E quando é relevante, é interessante.

> **Prove as habilidades que tem, não use habilidades vazias.**

O problema é que quando você foi irrelevante por onde passou, terá pouca história para contar. Se aconteceu, que seja a última vez!

A partir de amanhã, evite a situação do "aqui está bom, pelo que me pagam", seja o jogador de clube pequeno, morda a bola, tenha gana e vontade, assim terá histórias para contar, e essas histórias vão se somando e você cria uma reputação.

✔ Enfatize o quanto pode contribuir para a empresa; seja a empresa na qual você já trabalha ou a empresa em que está pleiteando ser admitido.

Tem que ser interessante o tempo inteiro, faça parte do time e assim será interessante, e pessoas interessantes são promovidas, sobem de cargo, têm melhores remunerações.

✔ Tenha um cronograma de entregas, para quem é autoempregado, profissional liberal ou autônomo é um mantra.

Mesmo se trabalhar como empregado, também precisará ter um cronograma de entrega, se não tiver busque um, faça, procure.

15.8. AS BASES DO TRABALHO

✔ Evolua sempre, 1% todos os dias, 1% melhor a cada dia, é exatamente isso. Estude todos os dias, se fizer meia hora de inglês, depois, poderá fazer uma pós-graduação online, ou a graduação se ainda não possui uma.

Institua a quantidade de horas que se dedicará todos os dias, mas é todos os dias mesmo, sabe por quê? Porque daqui a um ano você terá concluído o inglês (existem cursos bem acessíveis, ou da maneira regular). Não precisa ser uma epopeia, quase todo mundo hoje consegue fazer, só falta a iniciativa, só falta fazer.

> **Uma hora todos os dias, quão mais bem remunerado estará em cinco anos? É simples assim!**

Se você é profissional liberal, a sua responsabilidade nesse ponto triplica, porque você é a sua empresa, é Você S/A.

Temos que evoluir a todo momento, porque tem a crise, porque tem o governo, tem que evoluir sempre 1% melhor do que ontem.

✔ Proatividade. É quando você coloca em prática tudo o que ouviu aqui, quando assume que tudo é responsabilidade sua, quando está unido com a missão, visão e valor da empresa, do time.

É quando você vê o lateral da equipe adversária vindo e assume a responsabilidade de marcar.

Ser proativo é ter a capacidade, principalmente, de antever os problemas, antever a situação, quando está totalmente conectado com o que está fazendo ali, qual é a sua missão, qual a missão do setor, departamento, qual a missão da empresa, como vai servir as pessoas para ser remunerado.

Quando está totalmente situado na realidade, no momento presente, aquilo que faz, o que quer fazer e aonde chegar. Ser proativo, é antever as situações antes de acontecerem.

Tenha sempre o *extra mile* em mente; para mim o mais importante é quando você é pago, contratado ou se dispõe a fazer algo por alguém e faz aquilo e mais alguma coisa.

É um termo americano que significa milha extra, quando a pessoa me pede para fazer uma coisa e faço mais um pouco. Se me pede 100, entrego 100 e mais um pouco, se alguém compra um curso e eu entrego o curso e mais alguma coisa, mais um e-book, mais uma sessão.

> *Overdelivery,* é muito comum, é entregar ou fazer mais do que é contratado para fazer.

Fazer o seu "das 8h às 18h", "mas estou lá há dez anos nunca cheguei atrasado", mas sempre fez tudo que te pediram? "Sim, sempre fiz tudo que me pediram". Talvez, seja esse o problema, você só fez o que te pediram, reflita sobre isso.

✔ **Autogerenciável.** Você só consegue ser autogerenciável, de fato, quando aprendeu os assuntos anteriores.

Quando aprendeu qual a missão, visão e valores da empresa, quando sabe muito bem o que quer fazer e sabe muito bem aonde chegar, facilita o autogerenciamento.

Estabelecer os horários, ter controle dos tempos, organizar a agenda e os afazeres. Atender a tarefa do dia, do mês e do ano, que são necessárias para que atinja o objetivo.

Saber disso é estar a um passo de ser autogerenciável, e como é bom quando tem um gestor que sabe que você é autogerenciável, que não precisa se preocupar com você.

✔ **Respeite e valorize o erro.** O erro serve para aprendermos com ele, o erro não deve ser intimidador, não é para ser limitador.

✔ **Priorize.** É simples, você tem que saber o que quer, quando do objetivo a tarefa atende e com isso priorizar as tarefas. É o parâmetro para saber se é prioritário ou não. Tarefa versus objetivo.

"Eu alcanço tudo que acredito; mas e se não acredito?".

Essa frase vem muito de encontro com a ideia que primeiro alcança na mente, depois na mão. Se alcança tudo em que acredita, precisa acreditar primeiro, se não acredita, não alcança. A dinâmica da vida é assim, precisa acreditar.

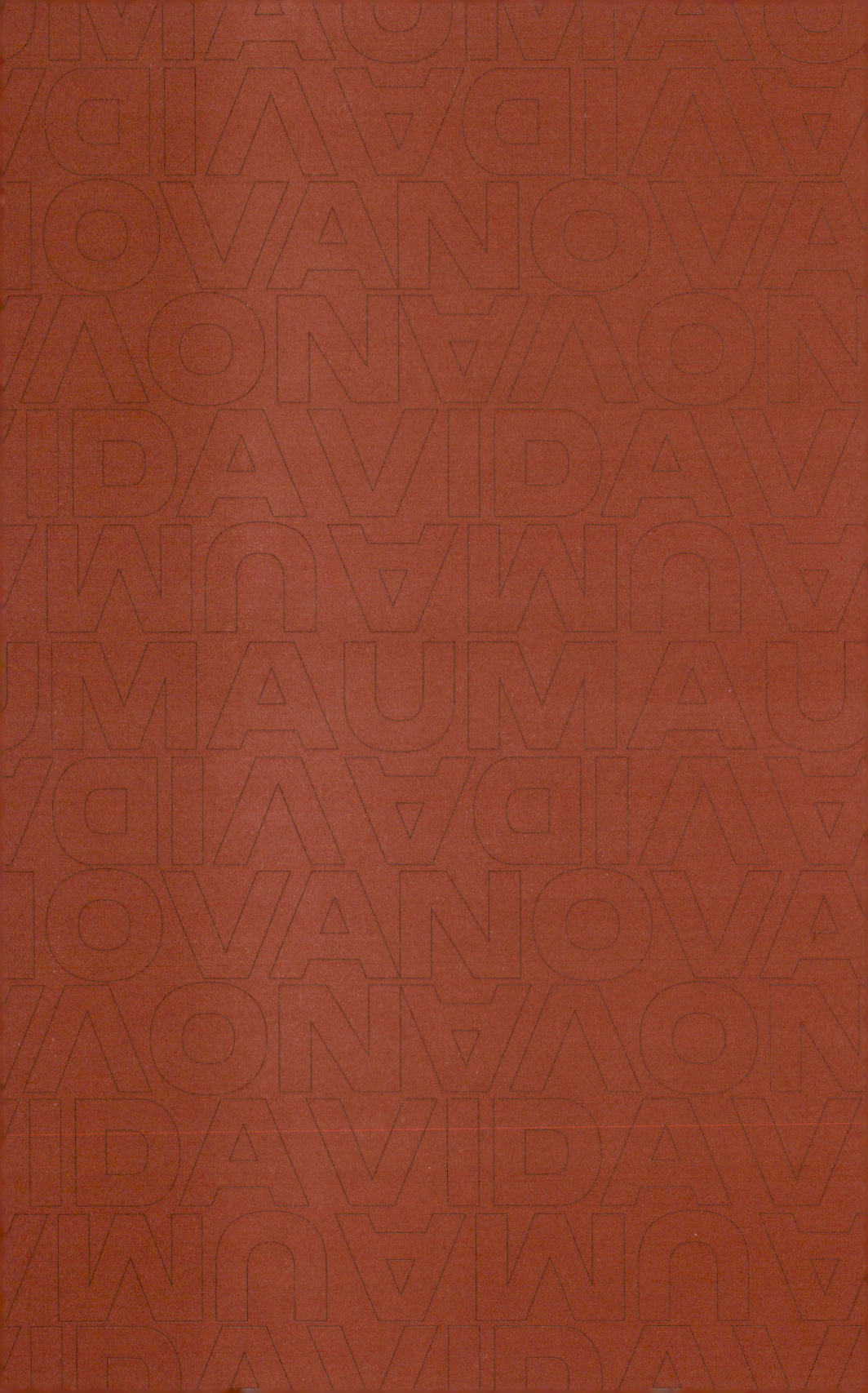

16. PAGUE O PREÇO!

Começo direto com essa imagem, que quero que a observe. Coloquei no lugar do sinal verde, o seu destino a partir do momento que paga a taxa do pedágio.

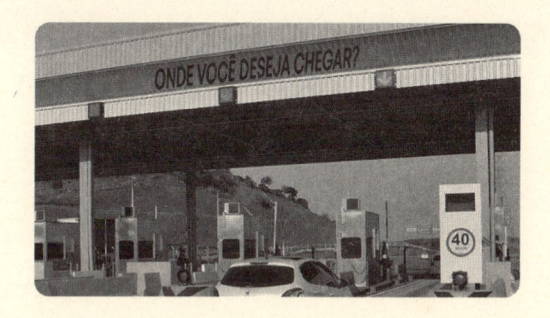

O que quero dizer com essa imagem? Você quer chegar em uma praia, em uma outra cidade, só que para acontecer, precisa pagar o preço.

> **Todos querem vencer, querem o júbilo, o gozo, todos querem chegar ao topo da carreira. Todo mundo quer ser campeão, mas nem todos querem pagar o preço.**

Quando vemos um campeão de Fórmula 1, esquecemos que começou com 6, 7 anos no kart, que "não viveu" uma série de outras coisas para dedicar-se ao automobilismo. Abdicou de uma série de outras coisas e com certeza pagou um preço muito alto.

Para tornar-se o melhor do mundo em qualquer coisa, vemos nos documentários, na biografia de cada grande nome da história: existiu um preço altíssimo para o que alcançaram.

> ## Ir para o próximo nível, exige uma forca, uma capacidade, além da necessária hoje.

Existe uma resistência maior do que pode suportar nesse momento. E isso demandará esforço, suor e lágrimas.

O ponto onde está agora, de certa forma, é confortável, está preparado para esse patamar, porém se quer ir para o próximo patamar tem que ser capaz de suportar algo a mais. Se continuar vivendo a mesma coisa, a mesma quantidade, ficará exatamente onde está.

Se quer ir para o próximo nível tem que romper essa resistência, aumentar essa entrega, e isso é pagar o pedágio. Quando está no segundo grau, se quer entrar na faculdade tem que pagar um preço, tem que estudar, se esforçar, algumas noites em claro, cursinho.

Para conseguir o seu diploma tem que pagar um preço. E faz porque todo mundo que conseguiu o diploma passou pelo mesmo processo.

Quem já está no próximo estágio, está vivendo no outro patamar, e se quiser estar com eles tem que pagar o mesmo preço. Para ser o advogado, por exemplo, precisa passar na prova da OAB para exercer a profissão. Para atuar tem que passar pela mesma linha de esforço e trabalho que os que já estão nesse andar passaram.

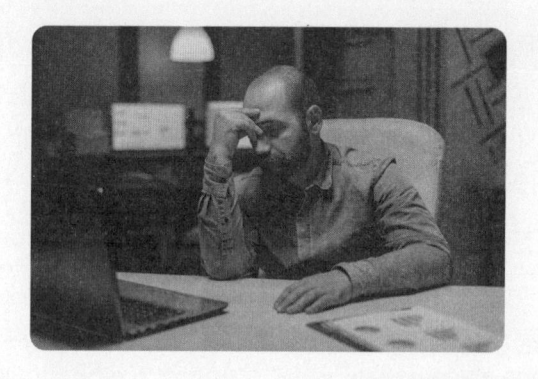

Essa foto é emblemática, ela traz um homem sozinho no escritório, que fica até tarde e trabalha mais que os outros. Ele está pagando um preço, nem sempre é assim, mas o que quero trazer aqui é a ideia do esforço. Ele está trabalhando ali quando todos já foram embora, está produzindo, dando o *extra mile*, aquele pouquinho a mais todo dia, que faz toda a diferença.

Todo mundo quer ser promovido, mas poucos querem pagar o preço, nem todos querem participar dos cursos que a empresa oferece, dar o *extra mile* depois do horário, nem mesmo dentro das próprias horas de trabalho.

Quando a pessoa pede uma tarefa e você faz um *overdelivery* (uma super entrega), mais do que a pessoa está esperando, mais do que foi solicitado, faz com que aos poucos seja promovido e/ou reconhecido.

São muitas valências, relacionamento interpessoal, inteligência emocional, capacidade técnica, enfim são muitos componentes que formam uma carreira. Falo de esforço, estudo, qualificação; a pessoa que é promovida se preocupou em falar inglês, em fazer uma pós-graduação, empilhou certificados de cursos, se preocupou, está pagando o preço.

O preço sempre será pago antes, lembre-se do pedágio pago pelo jogador do clube de terceira divisão. Tem que se esforçar, "comer a bola", respirar futebol, mesmo em meio a todas as dificuldades que se impõem, para que possa ser visto pelos clubes da primeira divisão, para se destacar e chegar à Seleção Brasileira.

Parafraseando Ícaro de Carvalho e sua frase mundialmente conhecida, "não existe *hack*". Isso traz também o sentido, de que tem um preço a ser pago. **Hack significa um truque, uma artimanha, um atalho.** As pessoas estão sempre em busca de um hack, sempre em busca de uma única coisa que se possa fazer e bum... Acontece! E isso não existe, o que existe é construção!

É claro que nós vemos os famosos pontos de inflexão, como diria Flávio Augusto, que são os pontos cruciais em que realmente há uma mudança de cenário em nossas vidas.

Mas a vida basal na qual vivemos está nessa construção que é diária e constante. Você vai ascendendo gradativamente, como já disse, em um, cinco, dez anos.

MOMENTOS
DECISIVOS

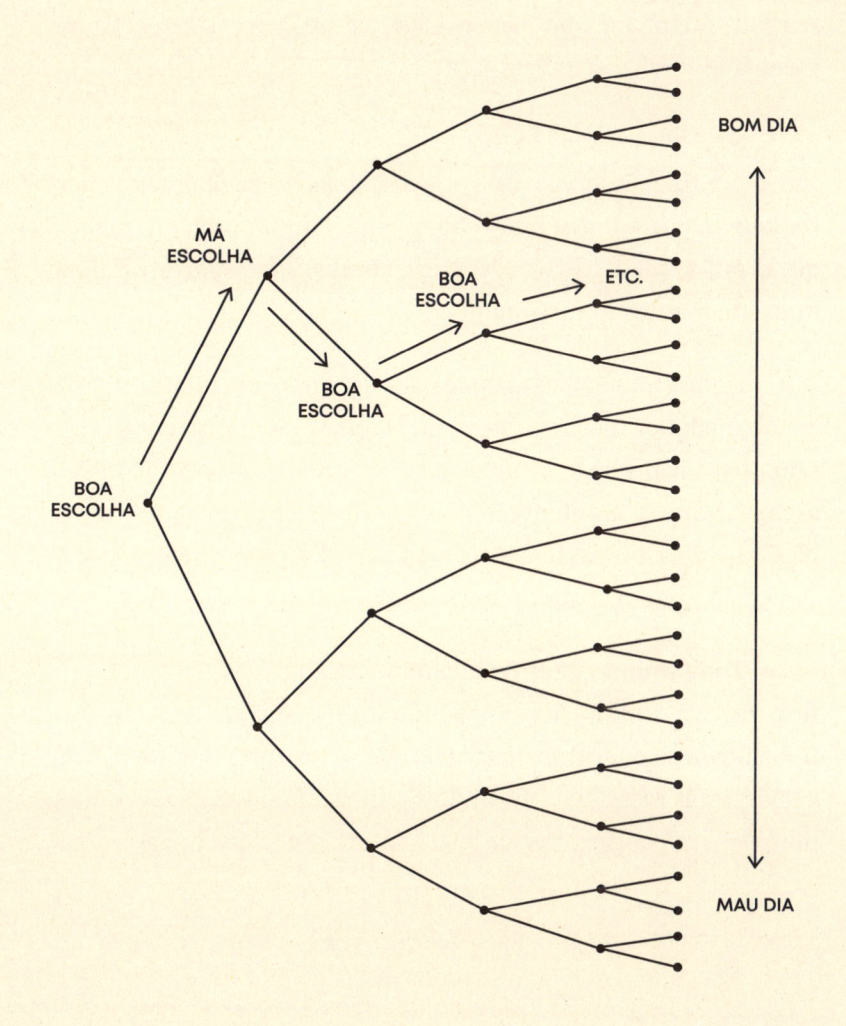

BOM DIA

MÁ ESCOLHA

BOA ESCOLHA — ETC.

BOA ESCOLHA

BOA ESCOLHA

MAU DIA

Você tem que estar dando o seu extra e evoluindo constantemente, e aí os momentos de inflexão irão acontecer e propiciar quem estiver pronto.

Pense em um grande nome da internet, que sempre trará um ponto de inflexão, "fui ao evento tal e conheci uma tal pessoa" ou "fulano me marcou e daí nasceu uma parceria" ou "fiz um vídeo que viralizou na internet".

Se a pessoa que se tornou viral não tivesse uma construção, o ponto de inflexão teria pouco impacto. Pense em uma pessoa que tem um perfil muito bom e que é muito boa no que faz, que é um verdadeiro artista, se ela recebe uma oportunidade, o impacto, a inflexão será imensa.

Já para aquela pessoa que está "tocando a bola de lado", fazendo qualquer coisa na empresa, batendo cartão, fazendo o mínimo para não ser demitido, os lances cabais, as oportunidades, as portas que se abrem terão pouco impacto. Talvez nem passem na frente dela, ou passem e ela nem perceba, pois vive sem intenção e não poderá sequer percebê-las.

Todo mundo quer os melhores cargos, mas ninguém quer ficar depois do horário, ninguém quer estudar mais que os outros, ninguém quer trabalhar mais que os outros, falar um idioma a mais, estar disposto a viajar. E vão diminuindo as suas chances, porque para chegar onde deseja, tem um preço a ser pago.

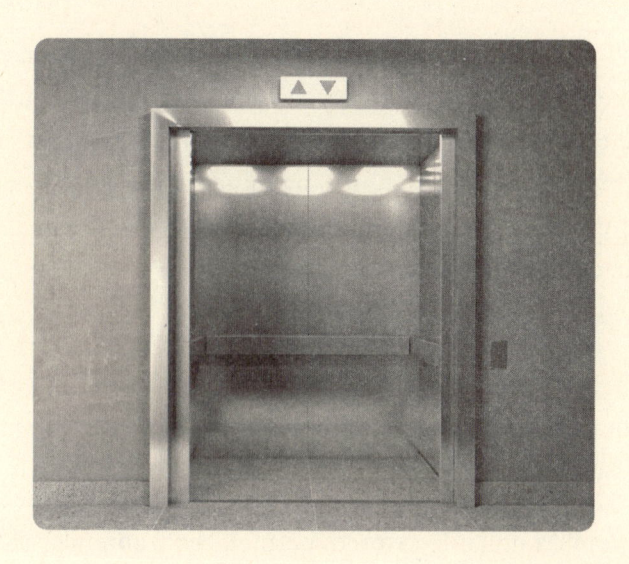

> **Cada próximo nível irá exigir uma nova versão de você, por isso o elevador, a cada patamar a subir, se quer ascender, precisa entender que terá que se esforçar um pouco.**

Estou reforçando o que já disse, quero cristalizar a imagem na sua cabeça, a cada novo patamar do elevador, tem que sofrer um pouco. Exigir uma nova versão, exigirá que se esforce para fazer algo diferente do que está fazendo, que é o que se diz de maneira muito romântica, sair da zona de conforto, do patamar em que está.

Por exemplo, os estudos e graduações que tenho me trouxeram onde estou hoje, se eu quiser subir de patamar, preciso estudar e entregar mais, tenho que pagar o preço, que mexe com a minha vida em diversos fatores, na minha agenda, tempo, bolso, exigirá dedicação. Talvez eu tenha que trabalhar menos, talvez abdicar de algumas coisas a curto prazo, em prol do que tenho em mente.

Temos que elevar o nível se quisermos alçar novos desafios, como, por exemplo, o doutorado, um PhD, ou aprender um novo idioma.

Vem da linha do esforço, no meu caso, aprender didática, como aprimorar minhas aulas, como gravar vídeos para a internet, montar um estúdio, são alguns dos preços a serem pagos.

Não é só o esforço, que é, talvez, a fagulha inicial. Quantas pessoas esforçadas vemos morrer na praia? Existem vários elementos nessa receita e um deles é o foco.

> ## O foco é saber dizer não para um monte de coisas boas.

Quão melhor você poderia estar em todos os aspectos se não tivesse variado tanto de caminho ao longo do seu percurso? O quão melhor seria a sua vida? Posso tirar até pela minha, quantas aventuras acadêmicas, empresariais e de carreira tive aqui e ali. É óbvio que erros são naturais no processo, mas quando está focado, já parte alinhado com aquilo que você quer, os erros ajudam a evoluir, são mecanismos de evolução.

Ficar na tentativa e erro: "vou tentar fazer essa faculdade", faz dois, três anos e muda, começa uma outra, "agora vou terminar". Terminou, mas viu que não é aquilo, de repente já tem 30 e poucos anos e perdeu muita energia e tempo, porque não tinha o foco. Tenho certeza de que todos nós temos exemplos como esse, em que muita energia foi dissipada. Por isso, mais do que nunca, é preciso aprender que foco te fará economizar algumas dores de cabeça.

O raio laser é tão eficiente, porque é concentrado.

Você tem que ser preciso como o raio laser. Ele é tão poderoso que corta aço como se fosse manteiga. A luz é dispersa e ampla, tem um espectro imenso, e o raio laser é concentrado, focado, específico no ponto.

Quando trabalha como o raio laser é muito mais efetivo.

E quanto mais cedo estabelecer o foco, e começar a dizer não para um monte de coisas boas que irão aparecer, irá começar a ter os resultados, porque as suas ações têm foco.

Não sai ponto sem nó, porque você está focado.

E como aprender a dizer não para as outras coisas, mesmo que, eventualmente, sejam boas? Sabendo o que quer!

Comecei vários projetos, negócio A, negócio B ao mesmo tempo, e não conseguia dar conta dos dois, os dois iam mal, tentava fazer várias coisas totalmente desalinhadas com o que eu queria, que na verdade, eu nem sabia direito o que era. Nossa, como já fiz isso na minha vida. Talvez você esteja passando pelo mesmo momento.

Calma, é obvio que temos que fazer várias coisas ao mesmo tempo, mas todas deveriam ser conexas, interligadas, amarradas com o propósito e com aquilo que quer para a vida, alinhada com aquilo que você faz de melhor.

Muitas vezes, você trabalha por anos e anos e o resultado não vem, mas não vem mesmo, e aconteceu comigo. Tive uns cinco anos que foram praticamente nulos, mesmo, porque era tudo muito desconexo, tudo ao mesmo tempo, as coisas não se falavam entre si, as ações, as atividades. Eu estava realmente perdido.

Quando você se encontra, se constrói, desde quem é você, o que realmente quer, é uma construção que termina aqui, nesses saltos exponenciais de nível.

16.1. SALTO DE NÍVEL

Pense como seria fantástica a vida, conseguir se manter focado em uma coisa, sem destruir as outras todas através do hiperfoco (foco real). Trago uma experiência minha. Toda vez que pratiquei o hiperfoco, tive mudanças consideráveis. Sempre que parei e fiz uma imersão em prol de qualquer coisa, estudo, trabalho, vida acadêmica, corpo, sempre que trabalhei com hiperfoco, dei um salto de nível.

Quando resolvi há alguns anos, dar esse salto do ponto de vista esportivo, quis fazer maratonas, queria fazer algumas provas mais complicadas, provas de aventura, corridas de montanha, e estava com um hiperfoco real, tive um grande avanço, uma grande mudança.

E como é que acontece?

**PARE DE GASTAR
ENERGIA COM AQUILO QUE VOCÊ
NÃO PODE MUDAR**

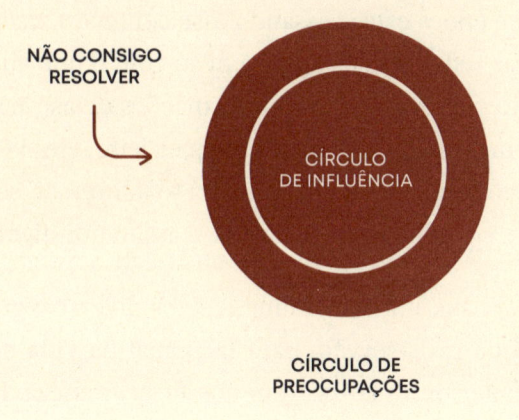

NÃO CONSIGO RESOLVER

CÍRCULO DE INFLUÊNCIA

CÍRCULO DE PREOCUPAÇÕES

✔ Comece parando de gastar energia com o que você não pode mudar e que na maioria dos casos não tem influência direta sobre a sua vida.

Esse imenso círculo é das coisas que não conseguimos resolver. E então, você começa um movimento de ir aumentando o foco, de maneira que fique só nesse círculo de influências. O que está no círculo de fora, as preocupações (pré-ocupações), você não tem interferência no momento presente, não pode mudar.

Círculo das coisas que não consegue resolver e com as quais se preocupa: ex-presidente preso; ex-presidente solto; notícias de famosos; tretas da internet; decisões do presidente dos Estados Unidos; tufão na Malásia; terremoto no México.

É sério, perdemos energia e tempo. Horas de stories diários de pessoas que não têm nenhuma influência sobre a sua vida e nem nós sobre a delas.

✔ Use a técnica Siga Os Trinta, que consiste em seguir apenas as 30 pessoas mais importantes para você no momento.

Não sei em que época está acessando esse conteúdo, mas o Instagram e as outras redes sociais aparecem só com o que você segue. "Eu sigo só 30 pessoas, só quero informações delas", não, eles querem te empurrar mais e mais de qualquer jeito, eles vêm o seu comportamento de uso e sabem o que irá te interessar, se é um amante de carros só vem coisas de carros, e assim por diante.

Continuando a lista: notícias online; vídeos diversos; grupos de WhatsApp que mais servem para falar mal da vida dos outros, do que qualquer outra coisa. Tem que fazer limpeza, higienização. Quando remover da sua frente, vai começar cada vez mais a focar no que interessa.

Pegue o celular e veja quantas horas fica no Instagram, veja quanto minutos por semana, ou horas, provavelmente. Veja quanto tempo gastou com coisas que não trarão nenhum resultado, faça hoje!

O quanto disso foi uma *live* interessante, um assunto relevante, um texto sobre uma pessoa que é do seu ramo, que fez sentido com o seu objetivo de momento? O resto todo foi rolagem, e veja o quanto não faria de diferença em um mês. E esse é o problema, porque quando se preocupa com coisas que não têm nada a ver com a sua vida você perde tempo. Lembre-se:

> Quem perde tempo, perde vida.
> Quem mata tempo não é assassino,
> é suicida.

Se está insatisfeito com os seus resultados atuais, em alguma área, deve parar de se preocupar com o círculo maior de preocupações e focar no que você tem influência, no que pode mudar, de fato.

Um jornal de qualquer emissora, de qualquer tipo, dão notícias de uma crise de ambulâncias na Inglaterra, de um desastre de automóveis em uma cidade em que você nem sequer sabe apontar no mapa onde fica; são basicamente de notícias ruins.

São resumos das desgraças, feitos para darem lucro para os investidores e anunciantes, e se ninguém vir, a televisão não se sustenta, os patrocinadores reduzem o patrocínio. Fazem para reter a audiência, coisas que despertem a atenção porque são fatalidades, são coisas negativas.

As pessoas que pensam a televisão entendem de antropologia, e como estudo antropologia também, sei que existe um mecanismo que não perdemos, porque vem dos nossos ancestrais.

Os ancestrais que sobreviveram foram os que estavam atentos aos perigos, e nós temos esse nível de alerta, está gravado no nosso software. Quando vemos a notícia do tufão em Tóquio, nada vai acontecer conosco, foi no Japão, mas nós nos interessamos, porque temos que nos manter alertas para sobreviver.

As notícias chamam tanto a atenção que perdemos tempo com televisão e as redes sociais drenam o tempo, então vamos estabelecer mecanismos de controle.

Quando você estabelece o hiperfoco, tudo passa a ter mais sentido, porque estará focado no que realmente quer.

E o que você realmente quer?

Se ainda não sabe, volte para o caderninho, para o painel de visualizações, e essas metas farão a sua vida destravar em todas as áreas, corpo, trabalho, estudo, família, relacionamentos, tudo. E em cada momento, foque no que estiver mais precisando, corpo, saúde etc.

Como já entendemos, somos seres sistêmicos, não adianta querer arrumar só uma coisa. Precisamos ir atacando, dando foco, consertando, e o tempo passa, seis meses, um ano, daí partimos para outra área com o mesmo foco, e então, estamos em um patamar diferente do que estávamos lá atrás.

Agora, o ativacional. Vamos preparar você para um *rush*! *Rush* é aquela *blitz*, um movimento focado e preciso como o raio laser em prol do que desejamos; o famoso hiperfoco, vamos ver como funciona.

1 – ALINHAMENTO FAMILIAR

Alinhe, com as pessoas ao redor, o seu objetivo e a importância para a sua vida e para a vida delas, sobre a empreitada. E o que precisa fazer? Precisa angariar colaboradores para o decorrer do processo e evitar algum tipo de sabotagem que possa atrapalhar o hiperfoco.

Converse com as pessoas próximas, pode ser a família (seus pais, filhos, esposa, esposo), amigos, e deixe claro a importância disso para você e para eles. O hiperfoco nunca pode passar de seis meses, senão acaba se perdendo.

Um *rush* e um descanso, um *rush* e um descanso, para que mantenha sempre o nível muito alto.

O que eu estou passando vem de um estudo pessoal multidisciplinar, estabelecido com muitas técnicas de gestão de processos, pessoas e tarefas.

Seguindo no passo um, traga as pessoas para perto, concentre-se, "eu tenho esse objetivo e isso muda a minha vida nesse sentido, irá mudar a vida de vocês e preciso muito que aconteça da forma que estou planejando, então preciso de vocês para que aconteça isso e isso", essa é a primeira coisa, pedir a compreensão e a colaboração.

Peça compreensão porque estará ausente, porque dará menos atenção, porque estará focado em outras coisas, por eventualmente não partilhar alguns momentos.

Quando está tudo alinhado é mais fácil para as pessoas entenderem por que você está fazendo aquilo, elas também têm interesse. Principalmente, se for casado, existem interesses em comum envolvidos.

E esse "porquê" precisa estar muito bem consolidado. Lembre-se do que falamos, sobre o que você realmente quer.

Quando você vive a dois, esse porquê tem que estar muito bem alinhado, tem uma mente mestra ali, são os dois partindo de uma mesma mentalidade em relação aos objetivos. O que querem da vida, crescimento, em qualquer área seja financeira, profissional, saúde, familiar.

> Alinhe-se com as pessoas ao redor e angarie aliados.

2 – ALINHAMENTO DE ROTINA

Alinhe sua rotina para que qualquer tempo livre seja canalizado, vou repetir, qualquer tempo livre seja canalizado em prol daquilo que você quer.

Trinta minutos no caminho do trabalho no ônibus, no trem ou no carro, use o tempo em prol daquilo que deseja. Se deseja estar ganhando o dobro em um ou dois anos, seja o que for, irá estabelecer um plano, "o que preciso fazer para que aconteça? Preciso de um outro emprego e para ter o outro emprego o que preciso fazer? Melhorar meu currículo, e como melhorar o currículo? Talvez fosse uma boa se eu falasse inglês. Pronto, irá fazer o *rush* com essa finalidade no tempo que estabelecer.

Se não sabe o que deseja ou o que pode fazer em 30 minutos em prol do que deseja, volte ao caderninho. Lembre-se, cada tarefa do seu dia tem que estar ligada ao que deseja. Por exemplo, se quer emagrecer, 30 minutos no transporte não dá para fazer atividade física. Mas pode ver vídeos, ler sobre o assunto, ouvir podcasts sobre treinos, alimentação, dá para fazer uma imersão pelo menos duas vezes ao dia, usando o tempo no transporte.

É na mente, que tem que ficar batendo sempre, imersão, alimentação, comportamento, estudo da parte teórica, hábitos alimentares, esportivos, métodos de treinos, o nosso conteúdo, tudo isso irá colocar dentro desse tempo que estava perdido com notícias irrelevantes para a sua vida e memes.

As pessoas, às vezes não se alimentam melhor pela falta de conhecimento, não sabem preparar alimentos que sejam atrativos e saudáveis. Você pode, eventualmente, usar esses 30 minutos para um áudio book, no metrô. Todo minuto conta! Se de minuto em minuto conseguir salvar duas horas de estudo a mais por dia, são 60 horas por mês!

Contando apenas o seu deslocamento, o tempo que irá se dedicar em casa, antes de dormir, antes de sair, são 720 horas por ano. Dá para fazer tanta coisa, falar um segundo idioma, uma pós-graduação, emagrecer, melhorar a alimentação e a saúde.

3 – ALINHAMENTO SOCIAL

Os encontros sociais ficarão em *off* ou muito reduzidos durante o período de imersão. Se achar que não é possível, veja como muitos se desenvolveram no período de lockdown. Não estou relativizando a pandemia, foi duro, mas como não podiam fazer mais nada, não podiam sair de casa, não podiam ir ao cinema, não podiam se encontrar para o chopinho, muitas pessoas fizeram transição de carreira, cursos online, se desenvolveram, foram muitas e muitas pessoas. Alguém comprou uma esteira e se desenvolveu, ficou treinando, e talvez tenha conseguido um resultado que não conseguiria no período antes da pandemia.

Foi uma condição, uma situação que levou ao foco, o social pode esperar, a sua prioridade durante o período de hiperfoco é outra. Lembra que você quer pagar o preço? Lembra do pedágio? Se pagar o preço agora terá muito tempo no futuro para tomar chopinho com todo mundo, com muito mais liberdade e desfrutando, quem sabe de uma nova vida.

4 – DISTRAÇÕES DIGITAIS

Você sabe mais do que eu (sou anos 80 para algumas coisas), o quanto perde tempo em rolagem do tipo Instagram, Facebook e similares. Limite o quanto deseja gastar com as aplicações, por exemplo, 15 minutos, 20. Dá para distrair, dar uma relaxada e pronto.

E mesmo assim se quiser um pouco mais a fundo, como eu, corte, tire as distrações. Saia dos grupos, mande um recadinho nos mais próximos, falando do seu momento, que precisa dedicar toda a sua atenção e que conta com o apoio deles. Você vai se surpreender como isso fará diferença.

5 – MAPEIE OS SABOTADORES

Mapeie as coisas que podem atrapalhar a sua caminhada e antecipe uma solução, por exemplo, se deseja estudar para passar em um concurso público, a televisão pode ser o sabotador. Se não quiser vender a televisão tire o cabo e guarde na casa da sua mãe, coloque uma senha, enfim, como você já aprendeu, para evitar que um hábito seja executado é preciso tirar o seu gatilho.

Estou falando sério, parece loucura, mas não é. Canso de fazer e aplicar isso, defina o tempo e pronto, acabou. E se cancelar o *streaming* ainda sobrará um dinheiro para investir no que está dentro do que você realmente quer.

"O que quero da minha vida? Eu vou focar nisso!". Pode ser relacionado a forma física, alimentação, estudar, conseguir ser admitido em uma determinada vaga, e assim você vai. E a cada salto que der, a vida irá mudar. E nisso, a cada grande rodada, você vai dando pequenos saltos de patamar, dentro do crescimento gradativo que a consistência a longo prazo vai te dar. Atacar a promoção no trabalho, *rush*; atacar forma física, *rush*; estudar para um concurso, *rush*.

Os resultados aparecerão e após a primeira mudança visível, você pensará "funciona esse negócio", e a sua vida vai mudando, melhora a parte física, melhora a parte financeira, profissional, relacionamentos. Depois de não ter tempo para nada, nem ninguém, passará a ter mais tempo para você e quem você ama, diminuirá o stress e a ansiedade.

Você produzirá mais, estudará mais, cuidará mais do corpo; é o ciclo virtuoso, uma coisa puxa a outra.

Esses cinco passos são extremamente ativacionais, e estou encerrando com eles para que vá para a ação.

RECAPITULANDO

1. Alinhe com as pessoas ao seu redor e conte com elas;

2. Alinhe sua rotina. Todo e qualquer tempo livre canalizado em prol da meta;

3. Reduza os encontros sociais ao mínimo possível durante o *rush*;

4. Elimine as distrações digitais;

5. Mapeie os sabotadores;

Faça o que for preciso. A vitória está reservada para aqueles que estão dispostos a pagar o preço. Frase do famoso Sun Tzu, o autor de *A Arte Da Guerra*, independentemente do que você chama de sucesso, seja o que for que estiver buscando, tem que pagar o preço.

DAVID
NOVA
UMA

17. O SEU PASSADO NÃO IMPORTA

Vamos falar sobre o que costuma ser, para todos nós, um mecanismo de bloqueio em relação ao que queremos do futuro, que é o nosso passado.

Todos passamos por "algo", é claro que temos a tendência de achar que com a gente é sempre tudo pior, que não demos sorte na vida, nascemos em um lugar ruim, porque nascemos pobre, porque crescemos em uma família desestruturada, porque nascemos em um país malcuidado pelos governantes.

E como já disse diversas vezes, todos saímos de pontos de partida diferentes, as experiências do passado não serão tão determinantes se você mudar a mentalidade.

Você já aprendeu que poderá gerar uma realidade diferente. Eu sei que o inconsciente coletivo tenta convencer do contrário, de que as coisas só são possíveis para quem deu sorte e quem hoje está marginalizado em qualquer situação, ficará naquilo para sempre, a não ser que venha um salvador da pátria.

Se você já tentou alguma coisa no passado e não deu certo, houve um fracasso, por exemplo, tive uma empresa e, em um determinado momento, quebrei; então, naquele contexto tive um fracasso, mas não me torna um fracassado.

As pessoas sofrem demais, é compreensível. As pessoas sofrem porque terminaram um namoro, tem gente que tira a própria vida por um término de relacionamento, porque foram demitidas ou porque faliram.

Não existe uma tabela de sofrimento, não existe uma tabela de dor, toda dor é justa e genuína, não estou dizendo que não deva sofrer por isso! Entretanto, tudo depende de como você dá significado aos fatos.

Seja o término de um namoro, um desentendimento familiar, ou mesmo o luto, poderá fazer com que siga adiante de uma forma melhor. Se houve um fracasso, uma derrota, um revés, um infortúnio, serve também para você sair melhor ao final do processo.

Pegando o exemplo da Covid-19 (repito, não estou relativizando), como usaremos a experiência para nos tornarmos melhores de alguma forma, em alguma área, ao final do processo? Vou falar por mim, antes de tudo acontecer, não existiam minhas aulas online, só em sala de aula. Estava em uma sala de aula ou escritório em tempo integral.

Eu só usava o Instagram para editar e postar fotos das minhas viagens, mas o Instagram é uma ferramenta de negócio e aprendi e coloquei vários mentorados no mesmo caminho. Isso é usar o infortúnio, a pandemia, o confinamento, como mecanismo para conseguir me tornar melhor. Eu sei que nesse momento, dependendo da sua crença, pode estar surgindo no seu ouvido: "se ele soubesse o que aconteceu comigo..."

Era jovem quando minha mãe faleceu. Em algum momento tive uma certa lucidez de dizer "estou sozinho, sou eu e eu mesmo, vou ter que aprender a fazer as coisas de uma forma diferente, aprender aquilo que não sei fazer".

Canalizei para sair melhor lá na frente e não, isso não transformou o fato (de ela ter morrido) em algo bom, mas quer dizer que usei para me transformar em uma pessoa melhor, seja quando me dediquei muito mais aos estudos, ou fui com muito mais gana aos diversos trabalhos. Talvez, tenha usado como motivação.

Todos nós temos os nossos revezes e, como já disse, não existe uma régua, uma escala de sofrimento. Todos temos o nosso contexto para trabalhar. Ficar se lamentando porque não nasceu em um contexto melhor, não é filho do Faustão e nem do Silvio Santos, instale-se na realidade. Pé no chão, "esta é a minha realidade, e o que é que vou fazer com isso?".

Costumo dizer que o senso de dever cumprido vem quando conseguimos fazer o melhor possível com as condições que nos são dadas.

Pense no quanto consegue hoje, com a escolaridade que tem, na cidade que vive. Se você, faz R$1.000 reais por mês e dorme tranquilo e grato, mas quer ganhar dois mil, aí você começa a ter um pensamento centrado na realidade, grato com o seu ponto atual; tudo começa na gratidão. Quando for centrado na realidade e grato pelo que tem hoje (e com os olhos no futuro), você traça um plano.

Faz mil reais e é muito grato, não está satisfeito, mas está grato, é o melhor que consegue fazer hoje, mas quer fazer o dobro. O que fazer? Será que muda de cidade, será que a internet não pode te dar escala? Se trabalha com hambúrgueres, por exemplo, talvez mesmo com internet não te permita o alcance desejado, pois pode estar em uma cidade muito pequena... Talvez tenha que mudar de cidade. Ou talvez possa fazer hambúrgueres e pastéis.

Mas ao invés disso, você poderia ficar sentado na cadeira, chorando na internet que "tá muito difícil para quem mora fora dos grandes centros", ou "que a pandemia afetou o seu negócio". Na internet também encontrará ouvidos em milhões de pessoas que estão com o mesmo pensamento que incapacita e não permite visualizar soluções e tomar atitudes. São só exemplos, mas você sempre poderá optar, e vai traçando planos e vai decolando. O ponto principal desta parte do livro é que todos nós passamos por algo.

Cada coisa que você viveu foi boa para te colocar no ponto em que está agora. A morte da minha mãe serviu para que eu estivesse aqui, hoje. Onde estaria, não sei, mas sou o resultado de todas as decisões que tomei de acordo com os acontecimentos da minha vida. As noites frias do sul do Brasil morando em uma casa que não tinha nem janelas, a vontade de ter pelo menos uma TV, me moveram para que pudesse chegar onde estou hoje. Só foi possível por conta das decisões que tomei.

Uma pessoa que tem um término de relacionamento, pode se repaginar, começar a cuidar do corpo, da aparência, da saúde. Uma outra pessoa cai em uma depressão profunda. O evento foi o mesmo (término de relacionamento), mas as decisões foram diferentes, uma coisa não é boa e nem ruim, ela apenas é. Tudo vai do significado que você dá. Nunca tente apagar o seu passado.

"Não consigo esquecer o meu ex-namorado", "não consigo esquecer aquela demissão", "não consigo esquecer quando fui enganado por um familiar". Bom, é sinal que está tudo em dia, neurologicamente falando, porque o natural é que não nos esqueçamos das coisas. Até hoje eu não consigo entender esse fetiche que as pessoas têm em tentar "esquecer o que passou".

> **As coisas boas e ruins nos construíram. Tentar esquecer o passado é uma fuga, e é um caminho que só leva à dor e sofrimento.**

Todos nós vivemos do passado, nosso cérebro é uma máquina de "memórias do futuro", ele projeta o futuro com base no passado, e isso é positivo, é ótimo. A capacidade que temos de revisitar, constantemente, o passado é fundamental para vivermos o presente e projetarmos o futuro.

> **É de acordo com essa projeção para o amanhã, baseada no ontem, que tomamos melhores decisões hoje.**

> No cérebro, o futuro começa no passado. O ponto-chave é: como você enxerga o seu passado?

Um acontecimento não é mutável, algo aconteceu e pronto, não há como desfazer! A perda da minha mãe foi um acontecimento, não consigo mudar, mas consigo amadurecer o meu entendimento, a frustração, a culpa ou a falta.

O que poderia chamar de fracasso, o infortúnio, conforme evoluí, o entendimento e a visão foram mudando. A interpretação que tenho do fato (porque o fato é o mesmo, não é possível mudar), é que muda.

Construa pontes sobre o que passou. Pense que no caminho da sua vida, a trilha, tem sempre um rio e toda vez que tem que passar por ele, você se molha. O rio é frio e gelado e você sofre, só que tem que seguir o caminho. As memórias não irão deixar de existir, porque não existe aquela caneta do MIB do filme *Homens de Preto*, que apaga as memórias.

Sempre irá se lembrar das coisas, eu espero. Se sabe da existência desse rio, não negue, e lide com ele. Se construir uma ponte sobre ele, você já não se molha mais, apesar de o rio continuar lá.

Essa construção de pontes é uma forma de observar o passado "de fora". Quando você está passando por ela, avista o passado lá embaixo, consegue ver detalhes dele, o curso, a cor da água, mas não se molha mais.

Tente enxergar a situação de fora, assim você não vai reviver a emoção e sim visualizar a emoção.

Dessa forma poderá ver com clareza as condições e razões que fizeram com que aquela pessoa, você, tomasse as decisões que tomou (aceitando ou declinando).

Quando você revive uma coisa ruim do passado, a mente pensa que ainda está acontecendo. Isso acontece quando revivemos um trauma, quando pensamos em algo que nos fez mal, sentimos novamente, ficamos nervosos, dá palpitação; revivemos o que aconteceu, a mente pensa que ainda está acontecendo!

> **A mente não sabe diferenciar passado, presente e futuro, você apenas sente!**

E quando você sente, está trazendo para a sua vida tudo aquilo novamente. É preciso entender a diferença entre reviver uma emoção e visualizar a emoção. Quando você está visualizando uma emoção, e não sentindo, evita que o ciclo vicioso continue.

> **Se o meu cérebro é uma máquina do futuro baseada no meu passado e fico revivendo situações, o meu futuro será sempre igual ao passado.**

E agora preste muita atenção, o nome deste livro é *Uma Nova Vida!* E é o que estou propondo aqui.

Não consegue mudar o passado, mas consegue mudar a sua percepção do passado. E a partir do momento que consegue mudar a sua percepção do passado, terá feito a ponte, a ressignificação.

Visualize o que aconteceu e pode ter diferentes entendimentos, comece a se perdoar, entender por que aquela pessoa fez o que fez, que fez o melhor que podia com as condições que tinha. E mesmo que tenha tomado decisões erradas, faz parte do jogo.

> ## Só perde pênalti quem bate.

"Vinte anos atrás meu irmão, me passou para trás, com o Opala que o nosso pai deixou para a gente", 20 anos se passaram e ele continua revivendo aquilo.

Aconteceu! Como usar a situação para se tornar melhor de alguma forma? Das mais negativas até as mais trágicas, nós conseguimos usar para conduzir a vida para algo transformador.

Criei o termo transformação positiva para definir o que aconteceu (o fato) e transformá-lo em uma experiência positiva.

E não quer dizer que estou desmerecendo ou que estou esquecendo. Não, o que aconteceu está ali e teve seus impactos e desdobramentos, mas vou usar para transformar de uma maneira positiva a minha vida.

Para construir pontes você precisa:

1. Visualizar o que aconteceu;

2. Entender por que aquilo aconteceu;

3. Aprender com o ocorrido;

4. Seguir em frente.

Continue na sua estrada, explore tudo o que a vida oferece, mas olhe o rio "por cima" da ponte e não se molhe mais nele.

17. 1. A SUA ÚLTIMA VITÓRIA NÃO GARANTE A PRÓXIMA

Quero dizer que nós não devemos nos apegar aos resultados do passado. E acontece muito, costumamos nos acomodar com a vitória e temos a tendência de amolecer e perder a pujança e o entusiasmo.

O entusiasmo é um ponto-chave das nossas vidas, vivemos pelo entusiasmo, e quando o perdemos, temos uma chance enorme de perder quase tudo. A cada novo dia o jogo zera, a vitória de ontem ficou para trás. Hoje é um novo jogo, um novo campeonato. Siga daquele ponto em diante para obter mais e mais vitórias.

A consistência é o fator que irá separar os vencedores dos que ficarão pelo caminho, porque a estabilidade não existe. Todos falam de estabilidade, todos querem estabilidade; ninguém quer sofrer. A vida é formada de *"se chorei ou se sorri, o importante é que emoções eu vivi"*.

E como a estabilidade não existe, quanto mais turbulências tivermos melhores nós seremos. Mares calmos não formam bons marinheiros, porque marinheiro bom é formado no mar revolto. Ele é acostumado a lidar com a adversidade, acostumado com tempestades e com grandes ondas, a lidar com as intempéries, e cada vez que consegue uma vitória ele fica mais forte para a próxima e não o contrário.

> **A estabilidade faz com que as pessoas percam a pujança, faz com que as pessoas se atrofiem, e esse não é o caminho.**

A cada novo dia uma nova vitória, um novo desafio, você apanha e se levanta, você segue. O passado não importa, inclusive o passado vitorioso. Não importa se teve uma vitória ontem, o que importa é que hoje você tem que construir uma nova vitória.

Hoje você tem que ser uma pessoa melhor, tem que ser um pai melhor para os seus filhos; precisa ser um marido melhor para a sua esposa; hoje precisa ser uma esposa melhor para o seu marido; precisa ser um filho melhor para os seus pais; hoje precisa ser um funcionário melhor para a sua empresa; um patrão melhor para os seus subordinados. Por isso, o passado não importa inclusive em relação às vitórias.

As pessoas que são apegadas às vitórias do passado se tornam o que se chama de saudosistas, são as pessoas que estão presas nos êxitos do passado e não conseguem viver o hoje, estão presas! Da mesma forma, se algo deu errado, siga, perdoe-se e a vida será mais leve.

E por último, reforço a ideia deste capítulo: o seu passado remoto ou a sua vitória de ontem não impõem novos fracassos, nem garantem um novo êxito. No final do dia, todas as peças do xadrez voltam para a caixinha e no dia seguinte começa um novo jogo.

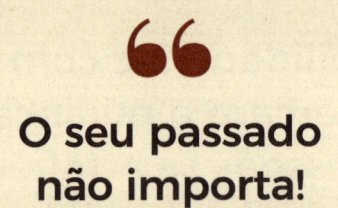

> **O seu passado
> não importa!**

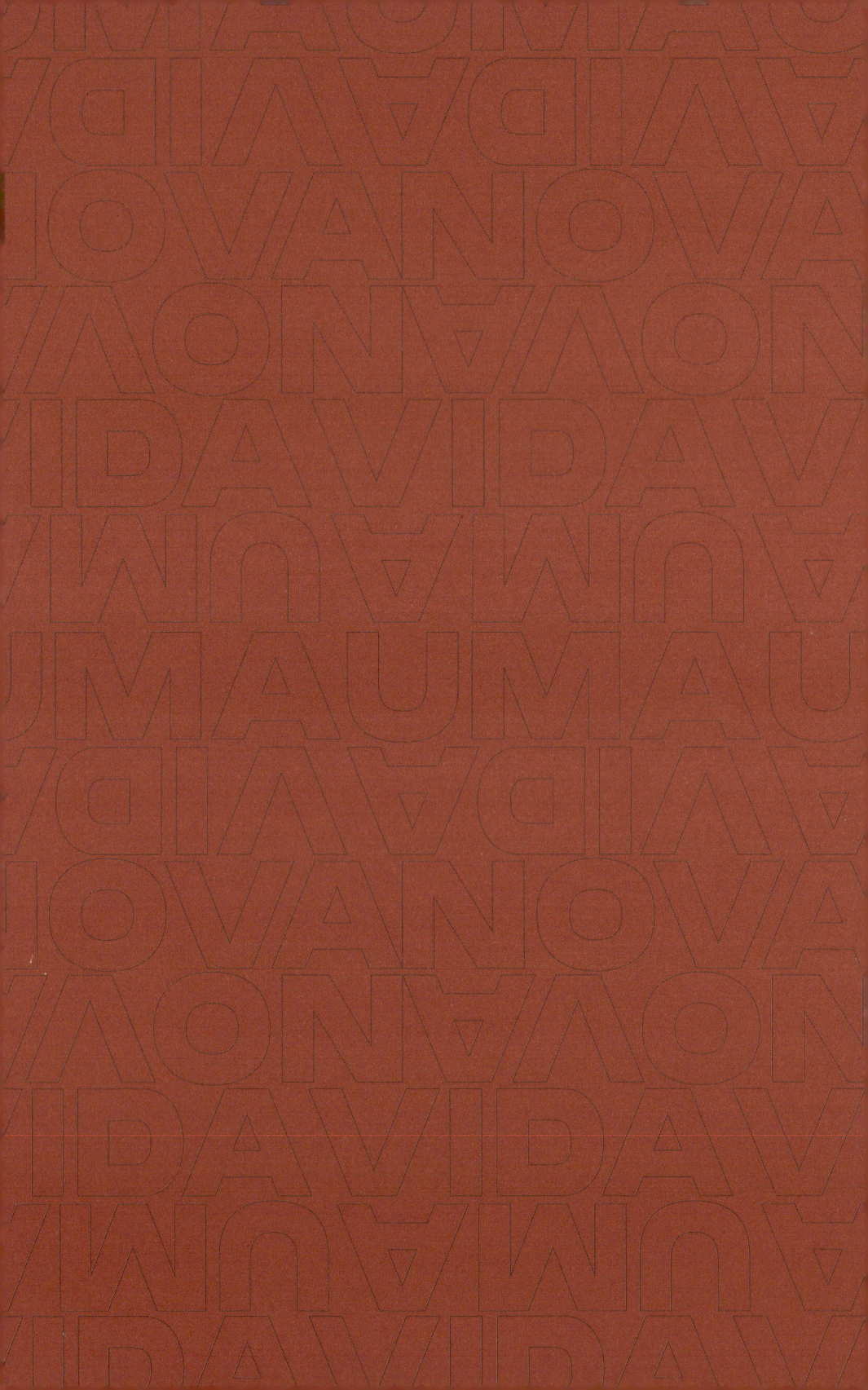

18. RECEBA

Existe uma espécie de bloqueio, que leva as pessoas a não conseguirem atingir os resultados que desejam, algo de dentro para fora, que não permite que a pessoa receba, que alcance os objetivos que deseja para a sua vida.

O bloqueio de achar que não é possível, pelos diversos fatores que foram abordados neste livro. E seguindo a tônica dessa nossa jornada é preciso receber aquilo que deseja antes de ter.

> **Tenha a certeza sempre com você!**

A concentração é a capacidade de pensar o que deseja; de controlar os pensamentos e dirigi-los para um fim determinado; de organizar o pensamento em torno de um ponto de ação, que se torna o objetivo que queremos alcançar. O princípio do raio laser, que é luz altamente concentrada em um único ponto.

Leia e assista a documentários, seja *streaming,* YouTube, ou *webistes,* a quantidade de informação disponível para analisar as biografias de pessoas que chegaram lá, nos dá um poder, uma informação e um conhecimento grande.

Você irá perceber em todas as biografias das pessoas que chegaram lá, que tinham dentro delas uma certeza de que aquilo aconteceria. Podemos falar de Ayrton Senna, Steve Jobs, Mark Zuckerberg.

Conrad Hilton e sua pequena construção, a pousada, que existe até hoje no Texas nos mostra a sua certeza e visão concentrada sobre o que queria. Ele não tinha outra coisa na cabeça desde os 13 anos, quando transformou parte da loja de artigos gerais do pai em hotel para que viajantes, que cruzavam o país vendendo seus produtos, pudessem passar a noite.

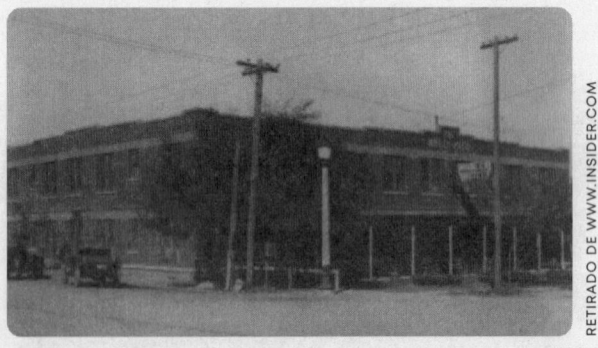

RETIRADO DE WWW.INSIDER.COM

Começou, foi para a guerra e depois quando voltou o pai havia falecido e ele conseguiu um dinheiro emprestado no banco, montou o seu primeiro hotel e não parou mais, hoje é o maior conglomerado hoteleiro do mundo (o grupo Hilton).

E não é um caso isolado. Temos mais casos próximos, como Ícaro de Carvalho, que em certa fase da vida, dormia em um colchão no chão e comia em mesa de plástico, não possuía sequer um chuveiro elétrico. Ele mesmo diz que tinha certeza de que enriqueceria com o marketing digital. Não era rico "ainda", mas tinha a certeza de sê-lo.

E nesse ponto, as pessoas não acreditavam. Ele ia para a faculdade com os sapatos doados pelo tio e tinha um único blazer para frequentar as aulas de Direito. Riam dele, e viviam perguntando: "E esse negócio de internet aí, já deu certo?", "Já ficou rico?".

Até que deu certo. Demorou muito, sim, muitos anos, demorou e, para muitos, demora uma vida inteira. O Coronel Sanders, que criou o seu primeiro restaurante, com o famoso frango empanado do KFC, quando tinha mais de 60 anos, já era um idoso!

É uma vida inteira de dedicação. Não sei dizer quanto tempo vai levar, um mês, um ano, dez anos. A única certeza que tenho é que quando começa a trabalhar naquilo é seu (e só não aconteceu ainda), de maneira obsessiva, segura, certeira, estará no caminho certo. É o início necessário, e comum, entre quase todas as pessoas que chegaram lá.

> **Quando você está preparado para algo, acaba acontecendo!**

Um pensamento sutil cria ou se conecta com pequenas situações relacionadas a ele. Essas situações reforçam o pensamento inicial, tornando-o mais forte.

Reforçado, o pensamento cria situações um pouco mais intensas, também relacionadas a ele, que por sua vez o reforçam.

O processo tende a avançar até que, o que era um pensamento sutil, se torna uma convicção poderosa, que determinará o seu estado de espírito, ou seja, a maneira como se sente.

E é o estado de espírito, criado pelas emoções produzidas pelo pensamento, que determinam as ações, que por sua vez produzem os resultados.

É mais ou menos como preparar a casa para receber uma visita. Uma hora ela vai chegar, e esse é o nosso tema: receba.

Para receber o que você deseja, as bênçãos que quer para a vida, tem que estar preparado, deve estar apto, receptivo.

Como o cavalo que passa encilhado perto de você, se não estiver receptivo, sequer o verá. Quando não tem foco e pensamento alinhado com o que quer, não é que você não irá montar no cavalo, você nem irá ver o cavalo passar, e vão passar uns dez cavalos, você não está preparado para aquilo.

E como é que se prepara? Transformando os pensamentos em ideias na prática. Quando todos os dias começa a estabelecer o que quer para a sua vida, começa a ter clareza, começa a envolver as emoções em prol daquilo e vai validando o sonho, o desejo, transforma em ações diárias.

E passa uma semana, um mês, seis meses, entra o painel de visualizações todos os dias, você envolve as pessoas ao seu redor e essas pequenas ações somadas darão o total. Não é do dia para a noite, calma, é uma construção.

Entende a importância do caderninho e do painel de visualizações? Com eles você começa a criar a identidade, começa a ficar preparado para o que quer de fato.

> O passo anterior é saber o que quer! Para ver os cavalos encilhados e conseguir montá-los, precisa saber o que está procurando.

Quando está às cegas na vida, sem direção, apenas vivendo uma vida sem roteiro, sem consciência, sem intenção, os cavalos podem estar do seu lado, mas não vai montar.

E é assim que acontece na vida, **primeiro, tenha a certeza; segundo; esteja preparado.**

Faça para você o mesmo o que faz para os outros. Se você faz muito bem coisas para outros, mas quando é para você faz de qualquer jeito, temos um forte indício de falta de merecimento.Isso nasce em uma série de construções desde o nascimento, dentro de uma cultura, umas mais fortes do que outras. O fato é que somos ensinados a fazer melhor para os outros.

Não é culpa sua, não é culpa minha, mas é o sistema que está instalado há décadas e séculos, mostrando quando é para os outros, fazemos melhor. Essa subserviência nos é ensinada desde os tempos mais remotos.

Você tem que fazer para si melhor do que faz para os outros. O famoso "em casa de ferreiro o espeto é de pau", que nos acompanha a gerações mostra isso. Deveria ser o contrário, o espeto de um ferreiro deveria ser o melhor possível, deveria ser de aço inoxidável. Tem a ver com a falta de merecimento, nos colocamos num ponto abaixo dos demais, para os outros primeiro e depois vemos o que fazer e não é assim que a coisa funciona.

O não merecimento é criado por um senso totalmente distorcido de humildade, nos é ensinado que sempre precisamos colocar nossa vontade e as necessidades em último lugar, senão somos egoístas.

Qual é o resultado? Você está sempre renunciando a si mesmo. E isso faz com que vá colocando seus sonhos no "quem sabe um dia..." ou ainda "agora tal coisa é mais importante", negando suas próprias vontades e sua própria abundância.

Parece que vivemos em um cenário, em que as pessoas não conseguem se desenvolver, porque se não colocarem os outros na frente são egoístas e não se desenvolvem. E os que conseguem se desenvolver são insuficientes para ajudar todos os que estão ferrados. É um sistema nefasto e retroalimentado de não merecimento.

"Coloque a máscara primeiro em você". Para quem nunca viajou de avião vou explicar. Os comissários passam as instruções antes de o avião decolar, "em caso de despressurização, máscaras de oxigênio cairão sobre as suas cabeças e você deverá colocar a máscara primeiro em você".

Confesso que quando escutava essa frase há muitos anos, pensava, nossa que egoísmo, quando caem as máscaras a pessoa já vai logo pegar uma para ela, e se tiver um idoso, uma criança, e se for seu filho? Você irá mesmo colocar a sua primeiro? E a resposta é sim, em você primeiro, se não irá desmaiar e além de não poder ajudar sua mãe ou seu filho, dará trabalho para os outros, estará desmaiado e não poderá ajudar ninguém.

> **Não é egoísmo, você tem que estar bem, consciente e respirando, para só então ver se outra pessoa precisa de ajuda.**

Esse é o conceito do merecimento, você merece estar bem, na sua melhor forma, para só então transbordar. Enquanto estiver na meia fase, só respirando, dificilmente conseguirá ajudar as pessoas, precisará mais de ajuda do que podendo ajudar. É mais um motivo pelo qual você merece! Para poder transbordar para a vida das pessoas e pelo mundo.

Há algum tempo, apareceu uma notícia de um ex-participante de reality show, que fez uma queixa depois de ter postado uma foto com um carro importado, "Falaram que não tenho humildade pelo stories no carro. Ninguém nunca veio me aplaudir e elogiar por andar de ônibus, por 26 anos da minha vida".

Segundo o dicionário *Priberiam* (2021), a definição de humilde é "capacidade de reconhecer os próprios erros ou limitações; sentimento de inferioridade, rebaixamento; demonstração de submissão; ausência de luxo ou sofisticação; pobreza, penúria. Por que então alguém deveria almejar ser humilde, quando na verdade deseja ser melhor a cada dia? Viu como não fecha?

Mas as pessoas cobraram que ele não estava sendo humilde. Costumamos dizer que determinado artista é famoso, bonito e é humilde porque come arroz e feijão. Que raio de conceito depravado foi colocado em nossas cabeças! Não faz o melhor sentido.

Existem pessoas que gostam de usar Louis Vuitton o tempo inteiro e está tudo bem. Eu adoro andar de chinelos e, também, gosto de andar só de meia, ou seja, é um gosto pessoal.

Esse rapaz em questão, pode ter o carro importado dele, pode ter a roupa cara que quiser e ao mesmo tempo, olhar pelo outro. Ele não precisa renegar tudo o que conquistou, andar com um carro velho e enferrujado só para ser respeitado por ser humilde. Parece loucura, mas é o que acontece.

Uma coisa não impede a outra e, fatalmente, as pessoas que podem fazer mais pelos outros são justamente as que tem mais capacidade. Sabemos que existem exceções, tem pessoas que têm muita capacidade e que não olham nem para o lado, não dão um real para um mendigo.

Mas geralmente, quem tem mais capacidade consegue fazer mais, e quanto mais capacidade tiver, mais poderá fazer, mais empregos irá gerar, mais impostos irá pagar, que retornam ao Estado.

Quanto mais sucesso ele tiver, melhor será para todo mundo e eu como habitante desse mundo torço por ele, cada vez mais. Esse deveria ser o pensamento de todos.

> **O sucesso do outro é o meu sucesso, é assim que as pessoas deveriam pensar.**

Pense e responda:

✔ Como você reage a elogios?

✔ Como se sente? Sente que a pessoa falou só por falar? Ou acha que só falou isso porque está com segundas intenções?

- ✔ Qual dessas coisas vem à sua cabeça?

- ✔ Quando recebe um presente, você se sente grato ou constrangido?

Conheci pessoas que ficam totalmente constrangidas ao receberem um presente, mesmo que de amigos ou parentes. Acham que estão dando trabalho, que não merecem, dinheiro gasto à toa, tempo, emoção e não tem nada a ver com isso.

> **Você deve ser grato, é merecedor de tudo que acontece na sua vida, então receba!**

Receba as dádivas e os presentes, receba as bênçãos da vida, desde um chocolatinho até as grandes coisas, esteja apto a receber.

E quando alguém paga a conta? Você se sente ofendido, se sente em débito, se sente diminuído? Seja homem ou mulher, não importa. Alguns dizem assim, "eu me sinto ofendido se você pagar a conta", ofendido por quê? Uma relação normal, natural obviamente, a pessoa achou que ela deveria pagar a conta por que você merece, seja qual relação for, não precisa se sentir ofendido. Receba!

Pela gentileza, numa próxima vez, você a convida e pode pagar e mesmo que nunca mais a veja, pode fazer isso com uma outra pessoa, é cíclico. Faz comigo, faço com outro e de repente volta para mim.

É um direito seu ter tudo que precisa para viver em abundância. Seja se relacionar com quem queira, ter a riqueza financeira que quiser.

Trabalhar o autoconhecimento, entender e refletir que os resultados não são determinados pelo que acontece e sim em como você reage aos acontecimentos.

> **Nada é bom ou ruim.
> Uma coisa apenas é.**

Como você utiliza ou declara o que uma coisa vale, é o que determina o que a coisa será. Algumas pessoas valorizam um determinado comportamento, um determinado tipo de produto, aquilo vai ter um valor, vai acontecer de uma forma na vida delas. Tudo a que damos foco se expande. Tudo o que vejo na minha vida, dentro da minha mente, costuma acontecer mais.

Não sei se já aconteceu com você, mas chega um ponto onde tomou a decisão de comprar um determinado modelo de carro, e a partir desse momento, só vê o aquele tipo de carro na rua. Acontece porque agora você está focado, a quantidade de carros é a mesma, os modelos são os que já foram produzidos e estão rodando, posso garantir que a montadora não fez mais só porque você se interessou.

A diferença é que assim como no exemplo do cavalo, agora você está olhando. Então, esteja atento.

EXERCÍCIO

Tem que estar claro, estampado na sua testa, o que realmente quer.

Como o Jeff Bezos tinha certeza de que fundaria a Amazon, quando pediu demissão e foi morar no escritório com a cama ao lado da mesa, e tinha o nome Amazon pichado na parede. Criou a Amazon ali naquele escritório, que não tinha nem banheiro, (tomava banho num ginásio próximo), e fez isso por nove meses.

Ele tinha a certeza do que faria e você precisa ter também, se ainda não tem volte ao Capítulo 4 - *O que você realmente quer* e trabalhe isso.

Comece todos os dias com esse pensamento de clareza e sentido. Tem que ser feito todos os dias, é constante, é construído.

É preciso concentrar-se no que você quer, e com o passar do tempo irá cada vez mais absorver parte dessa identidade.

E como se concentrar naquilo que quero ser, no que quero para a minha vida?

> **Caderninho**
>
> **Painel de visualizações**
>
> Faça ações que derem sentido para você, por exemplo, fazer posts na internet, um blog, escreva um diário, cada um segue uma linha conforme suas aptidões e personalidade. Algumas pessoas começam a escrever sobre o tema, criam um perfil.

Uma das maiores vendedoras de roupas online, Nasty Girl, é uma varejista americana especializada em moda para mulheres jovens. A empresa possui clientes em mais de 60 países. Fundada por Sophia Amoruso, em 2006, começou com um blog. E no seu caso?

✔ Como dará vazão ao desejo que está aí dentro e comunicar ao mundo sobre o que decidiu?

✔ Como sentir-se recebendo e desfrutando daquilo?

Tendo a certeza de que aquilo já acontece! O ser antes de ter. Seja antes de fazer e antes de ter, lembre-se, se quer correr uma maratona o foco não é ter a medalha. Tem que se concentrar em ser um corredor, em ser um maratonista, em ser uma pessoa que corre, aí a coisa começa a acontecer de uma maneira diferente. Daí sim, a partir dessa identidade criada, se estabelece objetivos e metas.

Tenha a certeza sempre com você; como nos casos que citei, encontre essa verdade dentro de você. Quando você está preparado para algo, acaba acontecendo.

Fazer para você igual faz para os outros, assim começamos a sair da subserviência histórica. Saia do não merecimento no qual fomos acostumados desde que nos demos por gente.

Como você reage a elogios? Tenha clareza do que realmente quer, e comece a trabalhar, coloque no papel para depois colocar em prática todos os dias, dia após dia. Não é do dia para a noite, em algum momento, as coisas irão acontecer para você também.

Receba!

DAVID AVIDA UMAUMAU NOVANOVA

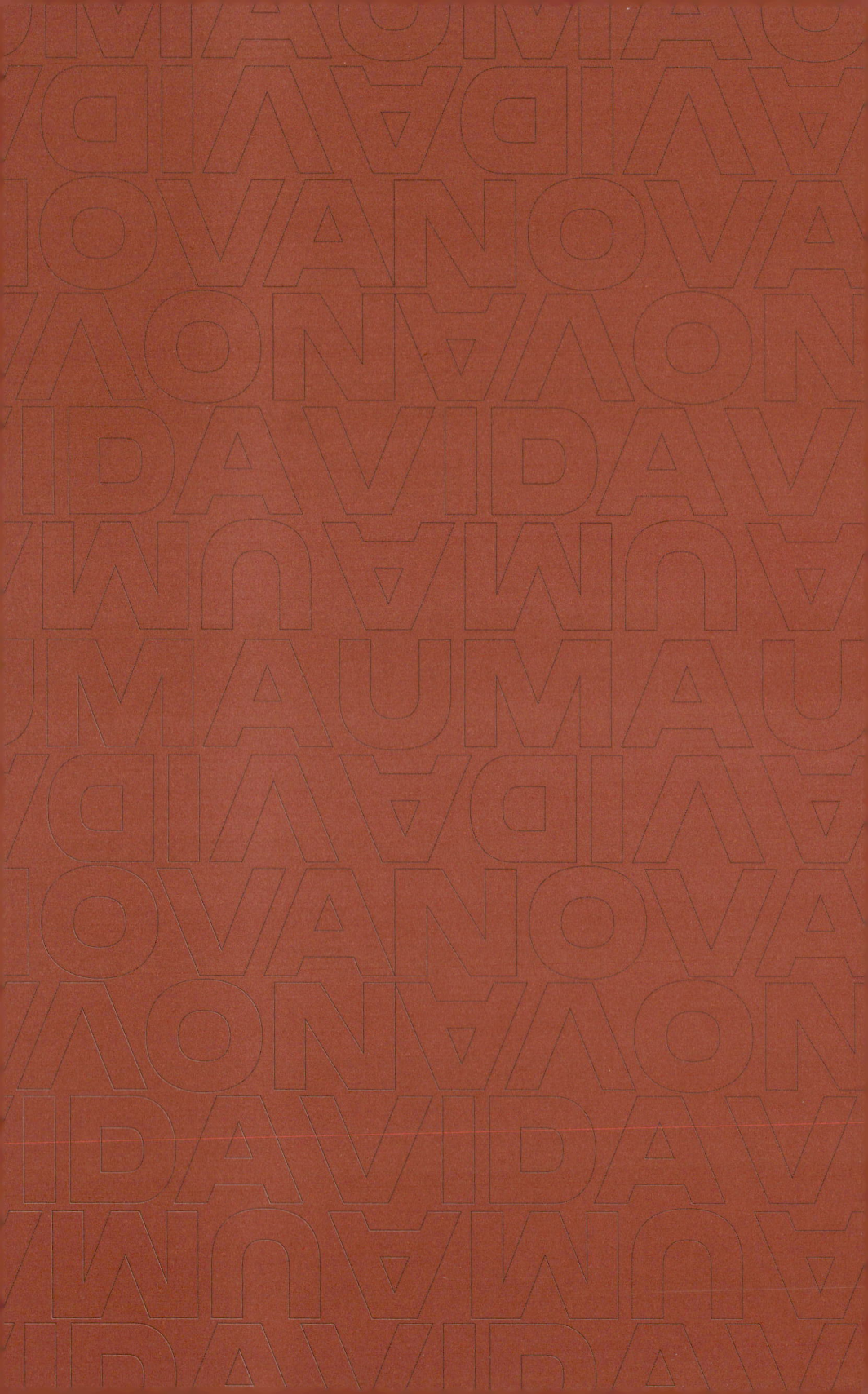